運動を始める人が最初に読むストレッチの教科書

カラダを整える
セルフケアストレッチ
＆エクササイズ

著・澤渡知宏

執筆協力・三木貴弘

JN108696

ベースボール・マガジン社

Introduction

これから運動を始めようと考えている方、すでに運動をしているけれど望む成果が得られていない方、またはカラダの痛みや不調が解消されない方へ。この本は、簡単で無理なく、自分に合った運動方法を紹介しています。ストレッチとエクササイズを通じて、カラダを整え、健康的な運動習慣を手に入れるための手助けになることを目指しています。

そのストレッチ、
本当に今の自分のカラダに合っていますか？

「**ス**トレッチを始めたけど、思うような成果を実感できない」
「屋外でのランニングを始めたけど、足が太くなったり膝を痛めたりしてしまった」
「自宅でストレッチをしているのにカラダの疲れや不調がとれない」

せっかく健康に良いと思って始めたストレッチなのに実際はこんな悩みはありませんか？

運動は健康に良いということは科学的にも証明されており、ストレッチもその方法の1つです。とくにスト

レッチは筋トレよりも実施するハードルが低く、いつでもどこでも始めやすいという利点があります。

しかし、運動をおこなうことがいくら健康に良いと言っても、自分に合った方法でおこなっていないと効果は半減するどころか、場合によってはカラダを痛めてしまうこともあります。

運動を始める前に大切なことはまず、**「自分のカラダの状態を知ること」**です。世の中にはカラダの不調を改善するためのストレッチや肩こ

りや腰痛を解消するためのストレッチなど、たくさんの種類のストレッチ法があります。

　それらを手当たり次第おこなうよりも、カラダの現状を把握して自分に合った方法がわかれば、最短でカラダの痛みや不調を軽減し、運動を効率的におこなうことができます。そして**自分に合っているということ**

は何よりもその効果が持続する利点があります。

　本書ではカラダの現状を知るためのセルフチェックをおこない、その結果に基づいて 01 緩める → 02 伸ばす → 03 活性化させる → 04 動かす の順序で構成し、自分に合ったカラダの調子を整えるストレッチ・エクササイズを紹介していきます。

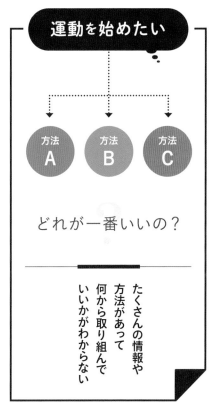

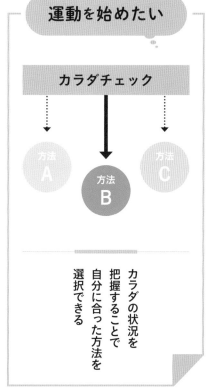

運動を始めてみたものの、カラダのどこかを痛めたり、不調が改善できない人の「3つの特徴」

私は整形外科クリニックで理学療法士として「姿勢と動作」をコンセプトに患者様のリハビリや予防医学に基づいてトレーニング指導をおこなっています。その仕事の役割は、医師の診断に基づき、手術を必要としないケガや筋肉や関節の痛みに対して姿勢や動作を評価し、必要なストレッチやエクササイズを提供することです。

整形外科には外傷や捻挫、スポーツによるケガなど痛みを抱えている方が多く来院されます。その中でもここ最近増えているのが「運動を始めてカラダを痛めてしまった」と医師に相談するケースです。

このようなケースでは、レントゲンなどの画像診断で骨折や骨の変形、神経症状などの明らかな問題はなく、姿勢やカラダの使い方が悪くなっている場合がほとんどで、医師が必要最低限の薬と理学療法士によるリハビリを処方します。

医師から情報を共有した後、患者様に症状を確認しながらリハビリを進めていきます。そして、カラダを痛めてしまった経緯についていろいろと話をヒアリングしていくと3つの特徴があることに気づきました。

―――――― 特徴 1 ――――――
カラダの現状を知らずにやみくもに運動を始める

運動を始めることはダイエットや健康維持、柔軟性向上など、その人自身の目的を叶えるための手段であって、運動そのものが自分自身に合っているとは限りません。

それは筋トレに限らずストレッチも同じです。とくにカラダのどこかに痛みを抱えていたり、不調を感じていたりする場合、どこかの筋肉が硬く、動きが制限されていたり、どこかの筋肉がうまく使えずにカラダ

のバランスが悪い状態に陥って動き
にくさや疲れやすさを感じている可
能性があります。

そのような場合、ストレッチが効
果的な場合もあれば、体幹トレーニ
ングなど筋肉を活性化することが効
果的な場合もあります。運動不足だ
からといってやみくもに運動をおこ
なってしまうと、カラダの現状や問
題点を理解していないため、本来期
待する成果とは異なる結果を招くこ
ともあります。

**運動を始める前に大切なことは、
カラダの現状を知ることなのです。**

――――― 特徴 2 ―――――
質よりも量を重視した
運動をおこなっている

ジムでおこなう筋トレは質よりも
量を重視したトレーニングをおこな
いがちです。たとえばマシンやダン
ベルなどを使ってトレーニンをおこ
なう際、80kg ぐらいの重さを 10 回
× 3 セットというような形です。

本来ならば正しいフォームで動き
を身につけてから徐々に重量を増や
していくことが必要なのですが、痛
みや不調を抱える人の多くは、運動

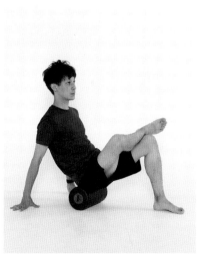
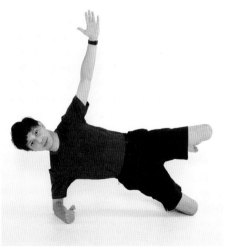

▲ ストレッチが効果的な場合と体幹トレーニングが必要な場合は人によって違う

効果を求めすぎて正しい動きが身についていないまま、量を重視したトレーニングをおこなってしまう傾向があります。

　その理由を探るべく、詳しく話をうかがうと「運動の成果を出すこと＝追い込まなければいけない」という認識を持っている方が多く、急に負荷を増やし、無理やりトレーニングで追い込んだ結果、カラダに負担がかかってしまい、カラダのどこかを痛めてしまったという場合が非常に多いのです。

　このような問題は、ご自身で運動をおこなっている方だけではなく、パーソナルトレーナーを付けて定期的に運動をおこなっている方にも多く見受けられます。利用する側はお金を払っている以上、一生懸命頑張らなければという心理が働くのかもしれませんし、指導するトレーナー側はたくさん追い込んで満足してもらおうと、ついつい負荷量を上げてしまうのかもしれません。

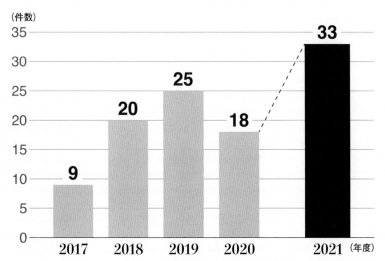

[出典] パーソナル筋力トレーニングによる危害情報件数の推移について（国民生活センター作成）
※2022年2月末時点での登録分

このような結果から最近では、**パーソナルトレーニングを受けていたとしてもケガをする事例が増加しているようです（P6 図参照）。**

いずれにしても運動を始める場合、急激に負荷をどんどん上げて追い込んでいくような「量を重視」したものではなく、目的とする部位や正しい動きができているかどうかに重点を置く、「質を重視」した運動をおこなうことが、正しく効果的な成果を得るための鍵になります。

――――― 特徴 3 ―――――
自分に合っていないにもかかわらず、その運動を続けてしまっている

健康に良いと思って始めた運動だからこそ、三日坊主で終わることなく続けたいものです。しかし、運動をした後に調子が悪くなったり、カラダのどこかを痛めたりしてしまうとしたら、その運動が自分に合っていない可能性があります。

それでも「自分には筋力や体力が足りないから」や「続けていけばそのうち良くなるだろう」と無理して運動を続けてしまうケースが非常に多いのです。

運動をすることで精神的には達成感や爽快感が得られるかもしれませんが、カラダは間違った運動を続けることで悲鳴を上げ、それが結果として痛みや不調につながる場合があります。

自分に合っていない運動を続ければ続けるほど悪循環が生じてしまい、痛みや不調を助長してしまいます。実際に痛みを抱えて整形外科を受診される方は、こうした頑張り屋さんが多い印象です。

もちろん頑張ることはとても良いことです。ただし、**不調や痛みが我慢できなくなって整形外科を受診する前に「この状況は良くないな」と気づくことがとても大切です。**運動はただ頑張れば良いわけではなく、効率よく頑張ることが継続と成果を出す秘訣です。頑張りすぎてケガをしないためには、エクササイズの目的と反応を感じながら無理なく、段階的に進めていくことが非常に大切です。

自分に合った運動方法で無理なく効率的に おこなうためにストレッチ・エクササイズを 4つのステップに分けて紹介。

このように運動を始めたけど、カラダのどこかを痛めたり、不調が改善されない方のほとんどは、自分の健康を保つために頑張りすぎてしまっていることが多い傾向にあります。

運動は始める時のモチベーションが一番高く、気合が入っているものです。しかし、いくらやる気があったとしても自分に合わない運動を始めるのは本末転倒です。

本書では、エクササイズに取り組む前にセルフチェックをおこなってもらい、その結果から、①カラダが硬く、動きの質が低下している場合、②動きをコントロールする力が低下している場合、③カラダの機能は良い状態なので正しい動きを獲得する場合と、カラダの問題点を大きく３つに分類して４つの項目からストレッチ・エクササイズを紹介していきます。

この世で万人に効く薬は存在しません。たとえば、風邪をひいて薬を処方される時、その人の症状からその人に合った処方箋を受け取るはずです。運動もみんながやっているから良いと思って何も考えずに始めるのではなく、その人の状態や体力レベルに合わせてストレッチやエクササイズを処方するべきだと私は考えています。

運動を始める以上、無理なく効率的に自分に合った運動方法でおこなってほしい。そして、無理な運動で生じてしまう違和感や不調を改善した上で、ご自身の健康である状態を維持してほしい。

本書はそうした問題を解決する一冊になり、これから運動を始める人やすでに運動を始めている人が、より効率よく運動を継続し、効果を出せるきっかけになることを願っています。

STEP 1	SELF RELEASE **緩める**

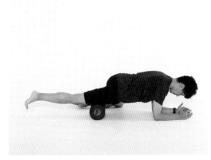

▲硬くなっている筋肉や組織をフォームローラーやテニスボールなどを使用して緩めていく

STEP 2	STRETCH **伸ばす**

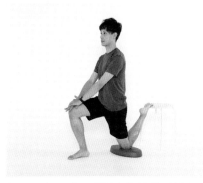

▲フォームローラーで筋肉を緩めた後、ストレッチをおこない、筋肉を伸ばしていく

STEP 3	ACTIVATION **活性化させる**

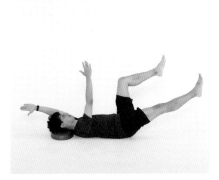

▲使えていない筋肉を刺激して活性化していく

STEP 4	MOVEMENT **動かす**

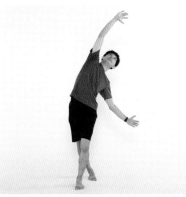

▲カラダが整った状態で全身の筋肉を効率よく動かしていく

CONTENTS

STEP 5　目的別運動プログラム ————————————— 133

本書の使い方

　本書では、セルフリリース、ストレッチ、アクティベーション、ムーブメントのやり方を写真と文字で解説しています。どこの部位がターゲットになっているかを図で示しているので確認してください。また、二次元コードを読み込むと、動画でエクササイズの方法を見ることができます。

ターゲットとなる部位
色の塗られている部位がこのページのエクサイサイズでターゲットとなるところです。

よくある間違ったやり方
実際にエクサイサイズをおこなう際に、多く見られるNG例の紹介。

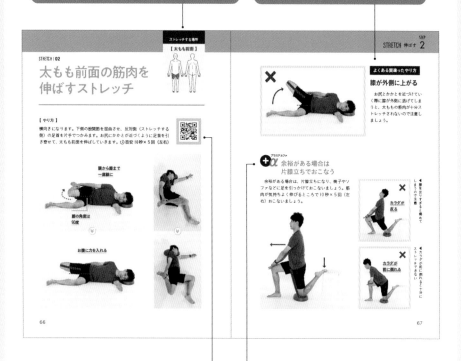

動画をチェック！
二次元コードを読み込むと、このページのエクサイサイズの動画を見ることができます。

効果を高める＋α
紹介したエクサイサイズの強度、難易度を高める方法の説明です。

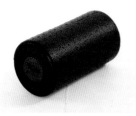

フォームローラー

円筒状のコンディショニングツールで、硬くなった筋肉を緩める目的で使用します。たくさんの商品がありますが、最初は表面が凸凹しているものではなく、少し柔らかめの素材を選ぶことをオススメしています。

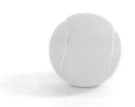

テニスボール

フォームローラーと同様に硬くなった筋肉を緩める目的で使用します。フォームローラーでやりづらいところや、よりピンポイントで緩めたい時に使用します。テニスボールが手元にない場合は、野球ボールやソフトボールなど少し硬めのボールを代用しても OK です。

誌面で使用している

エクサイズツールの紹介！

ミニボール

エクササイズの補助に使える柔らかいボール。手元にない場合はマクラやクッションなどを使用しても OK です。

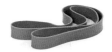

レジスタンスバンド

トレーニングの補助に使えるゴムバンド。手元にない場合はタオルなどを使用しても OK です。

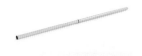

トレーニングバー

トレーニングの補助に使えるバー（棒）。手元にない場合は傘やゴルフクラブでも OK です。

編集：佐久間一彦（有限会社ライトハウス）
デザイン：藤本麻衣
　　　　　有限会社ライトハウス
　　　　　（黄川田洋志／井上菜奈美）
写真撮影：矢野寿明
動画撮影＆編集：木村雄大（有限会社ライトハウス）

STEP

0

運動を始める前に
知っておきたい
基礎事項

運動を始める前に必要なことは、カラダの現状を把握して自分に合った方法を知ることです。本章では自分の運動を始める前に知っておきたい基本知識について説明していきます。

運動で痛みや不調を招く
３つの原因

これから運動を始める人にとって大切なことは、「どんな運動をおこなうか」ではなく、「どの運動が自分に合っているか」を知ること、そして「運動をおこなうことでケガや不調を招かないように予防すること」です。せっかく運動を始めたのにもかかわらず運動によってカラダのどこかを痛めてしまうのは本末転倒です。

運動効果を出すためには、日常生活よりもワンランク上の負荷をかけることが必要です。当然、日常生活以上の負荷がかかるとカラダへの負担が高くなり、ケガのリスクが高くなりますが、実際は負荷が高いことによってケガをしてしまうケースは少なく、**そもそも準備不足の状態（悪い姿勢や動きのエラーが起こったまま運動を始めてしまうこと）でカラダのどこかを痛めたりケガをしてしまうケースがほとんどなのです。**

私たちはカラダを動かす時に「どの筋肉」を「どのくらいのタイミングで」「どのくらいの力で」というように何も意識せず一番効率の良い方法でカラダを動かしています。カラダの痛みや不調の原因のほとんどは、持続的な不良姿勢や不良動作（＝動きのエラー）が繰り返されることで引き起こされます。

不良動作は大きく分類すると①持続的な不良姿勢②動きの質の問題③コントロールの問題の３つに分けられます。この３つは相互に関わりながら誤った動きのパターンをつくり出し、カラダがその負担に耐えきれなくなるとケガや不調を招きます。そういった悪循環に陥ってしまわないようにするために、どんな目的であっても運動を始める前に自分のカラダの状態を確認することは運動効率を高め、運動を長く持続させるためにとても重要です。

要因
01
持続した不良姿勢

不良姿勢が長時間続くと、筋肉のバランスが崩れ、関節に負担がかかり、動きのエラーにつながる可能性が高くなる。

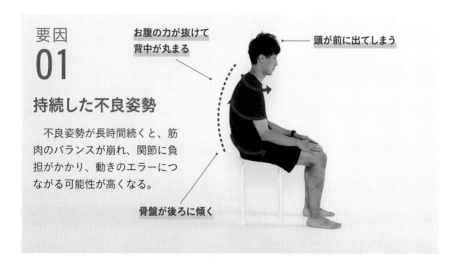

お腹の力が抜けて背中が丸まる

頭が前に出てしまう

骨盤が後ろに傾く

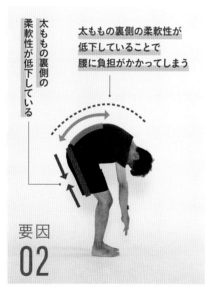

太ももの裏側の柔軟性が低下している

太ももの裏側の柔軟性が低下していることで腰に負担がかかってしまう

要因
02
柔軟性の問題

動きの質が低下することで適切な動作ができず、別の部位に負担がかかり、動きのエラーが起こる可能性が高くなる。

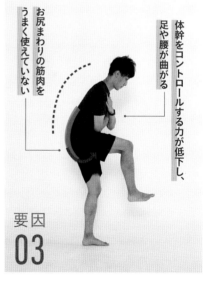

お尻まわりの筋肉をうまく使えていない

体幹をコントロールする力が低下し、足や腰が曲がる

要因
03
コントロールの問題

動きをコントロールすることができず代償動作として別の部位に負担がかかり、動きのエラーが起こる可能性が高くなる。

なぜ良い姿勢は
運動において大切!?

エクササイズを進めていく中で必ず紹介されることが「姿勢」についてです。良い姿勢というのは力学的にみて横から見た時に耳、肩、股関節、膝、くるぶし（足首）まで一直線になっている姿勢のことを指します。

この姿勢の時、関節や筋肉に負担

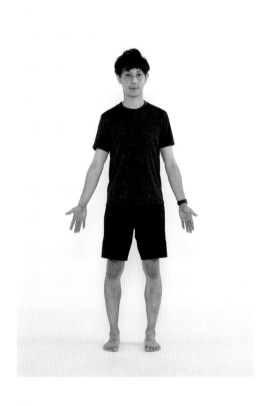

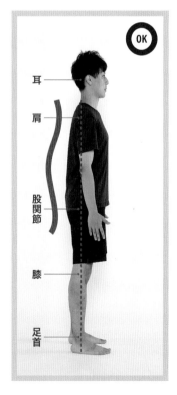

OK

耳
肩
股関節
膝
足首

がかからず安定している状態と言われています。では、なぜ運動において良い姿勢が大切なのか考えたことはありますか？

それは、姿勢を保つ上で必要な筋肉には最適な長さがあり、良い姿勢の時こそ、筋肉が最適な状態だからです。

筋肉が最適な状態であれば、適切なタイミングで適切な力が効率よく発揮されます。しかし、姿勢が悪いと筋肉のバランスが崩れてしまい、うまく力が発揮されず、動きの効率が悪くなります。

まずは、ご自身の姿勢についてチェックしてみましょう。

次のページでは実際によくある3つの不良姿勢の3タイプについて解説していきます。

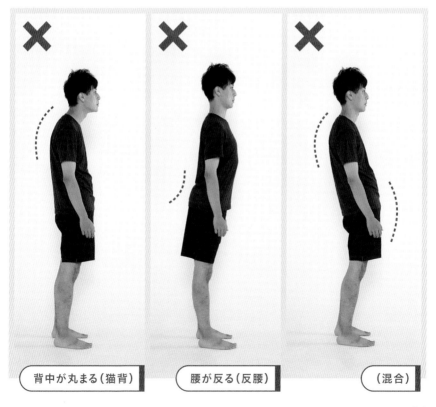

背中が丸まる（猫背）　　腰が反る（反腰）　　（混合）

よくある不良姿勢の3つのタイプ

良い姿勢は力学的にみて関節や筋肉に負担がかからず安定した状態なのに対して、悪い姿勢とはその逆で良い姿勢から逸脱した姿勢のことを示します。ここではよく見かける不良姿勢を3つのタイプに分類して紹介していきます。

タイプ 1

猫背タイプ

首が前方に出てしまっている姿勢。首が前に出てしまうことで首から肩まわりの筋肉が緊張しやすい状態に。また、頭が前方にいくことで重心を安定させようと背中が丸まってしまうため、肩甲骨まわりの筋肉が弱くなったり、首や胸まわりの筋肉が硬くなってしまう可能性があります。

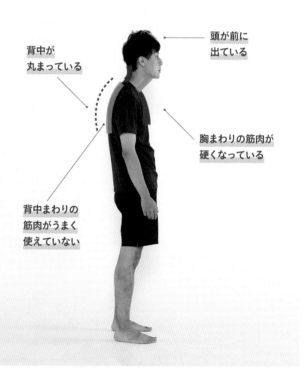

背中が丸まっている

頭が前に出ている

胸まわりの筋肉が硬くなっている

背中まわりの筋肉がうまく使えていない

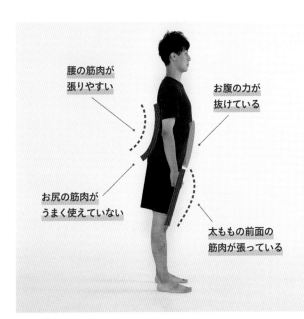

腰の筋肉が
張りやすい

お腹の力が
抜けている

お尻の筋肉が
うまく使えていない

太ももの前面の
筋肉が張っている

タイプ 2

反り腰タイプ

　一見、姿勢が良いように見えがちですが、腰が反って骨盤が前方に傾いている姿勢。骨盤が前に傾くことで太ももの前側の筋肉と背中の筋肉が緊張しやすい状態に。また、腰が反ってしまうことで、体幹やお尻の筋肉の機能が低下し、弱くなっている可能性があります。

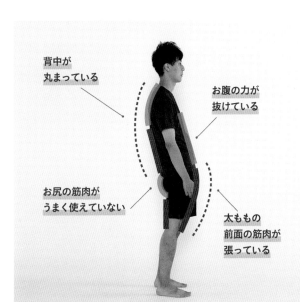

背中が
丸まっている

お腹の力が
抜けている

お尻の筋肉が
うまく使えていない

太ももの
前面の筋肉が
張っている

タイプ 3

混合タイプ

　猫背タイプと反り腰タイプの混合型。スウェイバックとも言われるこの不良姿勢は骨盤が前方に移動して後ろに傾き、重心が前に移動することで背中が丸まってしまう姿勢。体幹の機能が低下していたり、骨盤が後ろに傾くことで太ももの裏側の筋肉が硬くなっている可能性があります。

不良姿勢そのものが
悪いわけではない

良い姿勢と悪い姿勢について説明しました。それでは、早速、実際にあなたの姿勢をチェックしてみましょう！

誰かに姿勢を見てもらっても構いませんし、スマホで自分の姿勢を撮ってチェックする方法でも構いません。チェックした結果、あなたは良い姿勢ですか？　それとも今回紹介した３つの不良姿勢タイプのいずれかに当てはまりましたか？

実際に姿勢をチェックしてみてわかると思いますが、自分自身の姿勢が良い姿勢や３つの不良姿勢のいずれかに当てはまった場合であっても、「自分がどの姿勢タイプかどうかを見極めるのは意外と難しい」ということに気づいたかもしれません。

姿勢は骨や関節の位置関係や筋肉のバランスだけではなく、個人の性格や情動を強く受けてその時々の心理状態も反映されるため、姿勢をチェックすることで得られる情報はたくさんあります。しかし、姿勢だけですべてを語ることは不十分です。

その理由は、姿勢は静的（＝止まっている状態）ですが、日常生活や運動をおこなう時は常に動的（＝動いている状態）で活動をしているからです。

私自身、患者やクライアントに対して、姿勢の評価は必ずおこないます。しかし、そもそも不良姿勢そのものが悪いのではありません。実際に猫背と指摘されても肩こりのない人もいれば、反り腰と指摘されても一度も腰痛を感じたことがない人も世の中にはたくさんいます。

問題は、持続した悪い姿勢や動きのエラーの積み重ねが痛みや不調の原因につながりやすくなることです。そのために姿勢そのものではなく、動きのチェックもおこなうことがとても重要なのです。

不良姿勢が痛みや不調の
直接的な原因を招くわけではない。

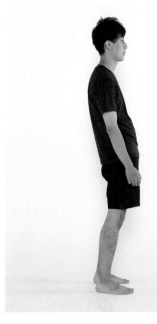

持続した悪い姿勢 や
動きのエラー が
痛みや不調の原因につながる

動きのチェックが重要！

※次ページからのセルフチェックをやってみよう

［自分でできるカラダのチェック①］
かがむ

顔を洗う、靴を履く、下に落ちているものを拾うなど日常生活の中でもかがむ動作は意外と多くの場面でおこなわれます。この動きをおこなうことでカラダの後面の柔軟性や体幹の機能をチェックしていきます。

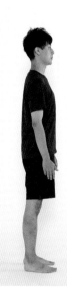

☑ 1st Check

腰幅にして立ち、両手を足の指先に触れるように前屈します。過剰な努力を要することなく前屈で手が足の指先に届くかどうかチェックします。

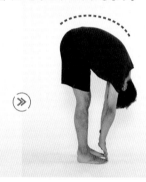

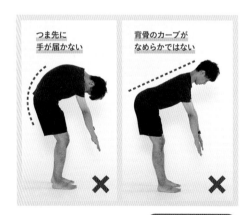

つま先に
手が届かない

背骨のカーブが
なめらかではない

✕　　　✕

2nd Check へ

チェックポイント

☐ 足の指先に手が触れられる
☐ 背骨がなめらかなカーブを描けている
☐ 膝が曲がっていない
☐ 過剰な努力を要していない

上記チェックポイント
すべて当てはまる
↓
Self-Check 02 へ

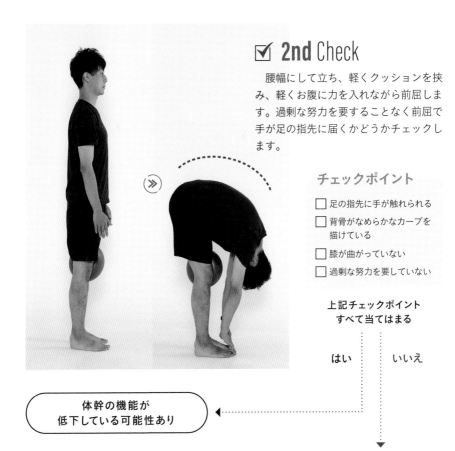

☑ **2nd** Check

腰幅にして立ち、軽くクッションを挟み、軽くお腹に力を入れながら前屈します。過剰な努力を要することなく前屈で手が足の指先に届くかどうかチェックします。

チェックポイント

- ☐ 足の指先に手が触れられる
- ☐ 背骨がなめらかなカーブを描けている
- ☐ 膝が曲がっていない
- ☐ 過剰な努力を要していない

**上記チェックポイント
すべて当てはまる**

はい ┊ いいえ

**体幹の機能が
低下している可能性あり**

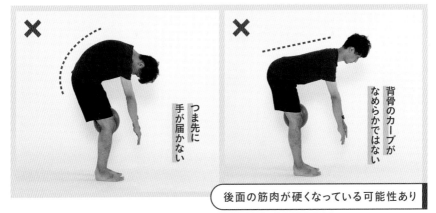

× つま先に手が届かない

× 背骨のカーブがなめらかではない

後面の筋肉が硬くなっている可能性あり

［自分でできるカラダのチェック②］

上げる／伸ばす

歩行やランニング、階段を登り降りする時など、日常生活での移動場面を考えた時、私たちは両足ではなく片足でカラダを支えていることがほとんどです。この動きをおこなうことで体幹のコントロールする力や股関節の硬さや柔軟性をチェックしていきます。

チェックポイント

- ☐ カラダが少しもブレずに片足で支えられている
- ☐ 重心が前後に移動していない
- ☐ 軸足の膝が曲がっていない
- ☐ 過剰な努力を要していない

上記チェックポイント すべて当てはまる

↓

Self-Check 03へ

☑ 1st Check

両足を揃えて立ち、太ももが床と平行の高さになるところまで片足を持ち上げます。過剰な努力を要することなくバランスがとれるかどうかチェックします。

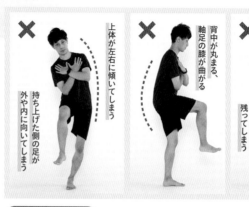

✕ 上体が左右に傾いてしまう
持ち上げた側の足が外や内に向いてしまう

✕ 背中が丸まる、軸足の膝が曲がる

✕ 重心が後ろに残ってしまう

2nd Check へ

☑ **2nd** Check

仰向けになり片膝を胸のほうへ抱え、もう一方の足を伸ばします。過剰な努力を要することなく片膝を抱えられるかどうかをチェックします。

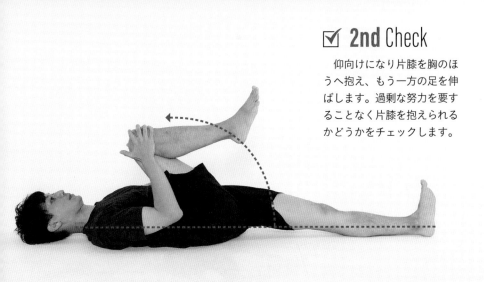

チェックポイント

☐ 抱えた側の太ももがお腹に触れられる   ☐ 軸足のつま先が外側を向いていない

☐ 軸足は一直線を保っている   ☐ 過剰な努力を要していない

上記チェックポイントすべて当てはまる

いいえ   はい

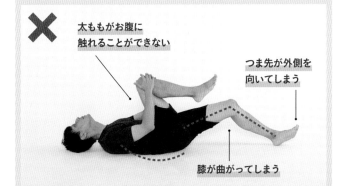

✕ 太ももがお腹に触れることができない

つま先が外側を向いてしまう

膝が曲がってしまう

股関節前面および後面の柔軟性が低下している可能性あり

体幹の機能や股関節まわりの筋肉がうまく使えていない可能性あり

Self-Check 03

[自分でできるカラダのチェック③]

ひねる

ものを取る、投げる、後ろを振り返る、道で左右の安全を確認したり、進行方向を変更したりする際、カラダをひねる動きが必要になります。この動きでは背骨の硬さや柔軟性をチェックしていきます。

☑ 1st Check

膝にボールをはさんで両足を閉じて椅子に座り、肩と水平になるように胸の前でバーを持ちます。この姿勢から足の位置は固定したままカラダを回旋します。過剰な努力を要することなく上半身を回旋し、バーがスタートポジションから45度以上回旋できているかチェックします。

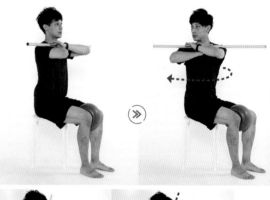

チェックポイント

☐ 回旋した時45度以上の回旋ができている

☐ 両肩の棒が水平を保っている

☐ 背中が丸まったり
側屈していない

☐ 過剰な努力を要していない

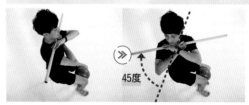

45度

上記チェックポイント
すべて当てはまる
↓

(Self-Check **04**へ)

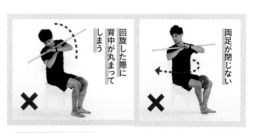

✕ 回旋した際に背中が丸まってしまう

✕ 両足が閉じない

 2nd Check へ

30

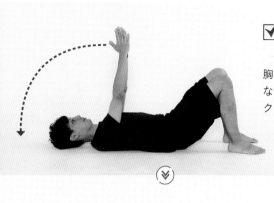

☑ **2nd** Check

仰向けになり両膝を立てます。両手を
胸の前に伸ばします。腰を反らせること
なく両腕が床と平行まで落ちるかチェッ
クします。

チェックポイント

☐ 両腕を下ろした際に
床と平行を保っている

☐ 腕を下ろした際に
腰が反っていない

☐ 過剰な努力を要していない

**上記チェックポイント
すべて当てはまる**

はい　　　　　　いいえ

姿勢を維持する筋肉が
機能していない

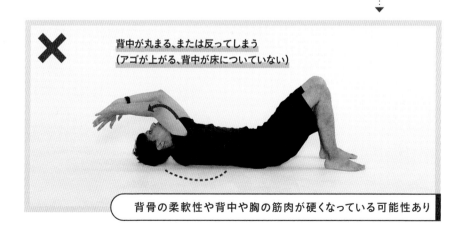

✕　背中が丸まる、または反ってしまう
（アゴが上がる、背中が床についていない）

背骨の柔軟性や背中や胸の筋肉が硬くなっている可能性あり

［自分でできるカラダのチェック④］

しゃがむ

作業時に重心を下げたり、床や椅子に腰掛けたりする時など、日常生活の中でもしゃがむ動作はたくさんあります。この動作では背骨や股関節の硬さや足首の柔軟性をチェックしていきます。

☑ 1st Check

腰幅にして立ち、両手を伸ばしてしゃがみ込みます。過剰な努力を要することなくしゃがめるかどうかをチェックします。（※テストは後ろに何もない広い場所でおこなってください）

チェックポイント

- ☐ 深くしゃがめている
- ☐ 膝とつま先が同じ方向を向いている
- ☐ しゃがんだ時かかとが床に接している
- ☐ 過剰な努力を要していない

上記チェックポイントすべて当てはまる

↓

(チェック結果を見る)

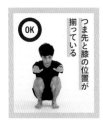

OK つま先と膝の位置が揃っている

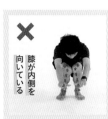

✕ 膝が内側を向いている

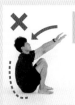

✕ 完全にしゃがむことができない

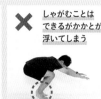

✕ しゃがむことはできるがかかとが浮いてしまう

2nd Check へ

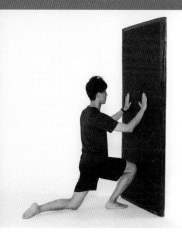

☑ **2nd** Check

片膝立ちになり壁と足の間に手のひら１枚分のスペース（約 10 ～ 12cm）をとり、かかとが床から離れないように重心を前方へ移動し膝が壁にタッチできるかチェックします。

チェックポイント

- ☐ 膝が壁に触れることができる
- ☐ かかとが床から離れていない
- ☐ つま先が外側に向いていない
- ☐ 過剰な努力を要していない

体幹機能や全身の動きをコントロールする
力が低下している可能性あり

◄┈┈┈┈ **はい**

上記チェックポイント
すべて当てはまる

いいえ

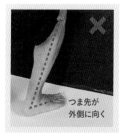

つま先が
外側に向く

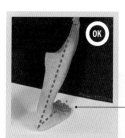

OK

膝とつま先の
方向を真っすぐに
向ける

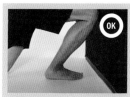

OK

かかとが浮かない

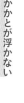

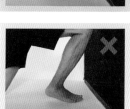

かかとが
浮いてしまう

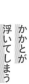

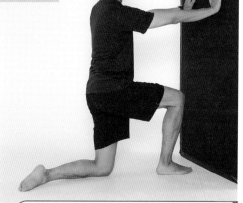

足首の柔軟性が低下している可能性あり

→結果へ進む

チェックした結果からカラダの問題点について傾向を知ろう

傾向 01 2ndチェックでもクリアできなかった

動きの質（柔軟性）が
低下している可能性あり！

動きの質（柔軟性）を高めよう！

STEP 1
SELF-RELEASE
緩める

STEP 2
STRETCH
伸ばす

傾向 02 クリアできなかったが2ndチェックでできた

動きをコントロールする力が
低下している可能性あり！

動きをコントロールする力をつけよう！

STEP 3
ACTIVATION
活性化する

STEP 4
MOVEMENT
動かす

傾向 03 4つの基本動作すべて問題なくクリアできた

全身を動かして
動きの質を高めよう！

正しい動きを身につけよう！

STEP 4
MOVEMENT
動かす

すべてのセルフチェックを終えたら、結果から自分のカラダの問題点についての傾向を確認していきましょう。本書ではSTEP1〜4までのストレッチ・エクササイズを紹介していきますが、すべてをおこなう必要はありません。細かい問題点の結果については各セルフチェックの中で解説していくため、ここではセルフチェックからわかる3つの傾向について解説していきます。

1つめは4つのチェックが2ndチェックでもクリアできなかった方。全体的に動きの質が悪く、柔軟性が低下している可能性があります。このタイプはSTEP1で紹介するセルフリリースの後にSTEP2でおこなうストレッチを組み合わせて、まずは動きの質を高めることから始めていきましょう。

そして2つめの傾向は、1stチェックはできなかったけど、2ndチェックはできたという方。このタイプは柔軟性の低下よりも、動きをコントロールできずに基本的な動作ができていない可能性があります。そのため、STEP3で紹介するアクティベーションエクササイズから始めて、動きをコントロールするための土台をつくり、STEP4のムーブメントで正しい動きの獲得をおこなうようにしていきましょう（結果に矛盾が生じる場合は動きの質を高めるSTEP1とSTEP2から始めてみてください）。

最後に4つの基本動作がすべてクリアできた方。このタイプの方は基本的な動きの質やコントロールする力が備わっている可能性があります。問題がないことはもちろん素晴らしい結果です！しかし、そこで油断して何も準備しないまま日常生活以上の負荷をかけるとケガを招く要因となります。STEP4のムーブメントで紹介するストレッチ・エクササイズから始めて、運動で日常生活以上の負荷をかけるための準備として正しい動きの獲得を目指していきましょう！

P133からは各セルフチェックの結果に基づいたエクササイズメニュープログラムを紹介しています。本書を読み進めてじっくりとエクササイズを進めていきたいという方はこちらもご参照ください。

ストレッチ・エクササイズを
おこなう順序について

エクササイズは STEP 1 緩める → STEP 2 伸ばす → STEP 3 活性化させる → STEP 4 動かすという流れでおこないましょう。各 STEP でのストレッチ・エクササイズをおこなった後、再度セルフチェックをおこなうことで、エクササイズの反応を確認しながら進めることができます。各 STEP のエクササイズは基本ルールを参考にしながら、無理せず自分のできる範囲でエクササイズに取り組んでいきましょう！

STEP 1

SELF RELEASE
緩める

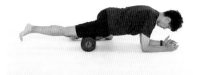

STEP 2

STRETCH
伸ばす

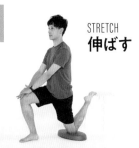

STEP 3

ACTIVATION
活性化させる

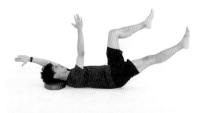

STEP 4

MOVEMENT
動かす

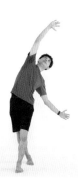

セルフ　　　　　　　リリース
SELF-RELEASE

緩める

フォームローラーをただコロコロと
転がして筋肉をほぐしていません
か？　ただ転がすだけではセルフリ
リースの期待できる効果は半減しま
す。この章ではセルフリリースを効
果的におこなうための方法について
紹介していきます。

SELF-RELEASEの
基本ルール

セルフリリース始める前にまずは基本のルールから紹介していきます。各部位のセルフリリースを実施する際には、この基本ルールを忘れずにおこないましょう。

基本ルール 1

呼吸が止まらないように
体重を乗せてゆっくり動かす

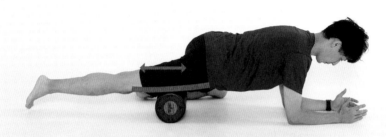

体重を乗せてゆっくり前後に動かす

2 硬くなっているところで 深呼吸をおこないリラックスさせる

基本ルール

体重を乗せて
深呼吸してリラックスする

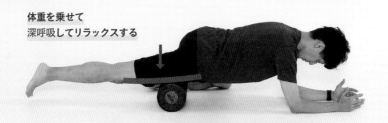

呼吸が止まってしまうと筋肉が緊張してうまく緩みません。ゆっくりフォームローラーを転がして、痛みのある場所で深呼吸をしながらリラックスしましょう。深呼吸することで筋肉の緊張を緩め、動きの質が向上します。

3 余裕が出てきたら、 痛みを感じるところで動かす

基本ルール

ゆっくり前後に動かした時、
一番痛いと感じるところで関節を動かす

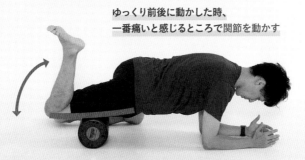

少し慣れて余裕が出てきたら、痛みを感じるところで動かします。体重を乗せた状態で関節を曲げ伸ばしてみましょう。関節を動かすことで組織の動きが向上し可動域がより向上します。

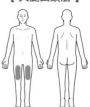

SELF-RELEASE | 01

太もも前面の筋肉の
セルフリリース

【 やり方 】

うつ伏せになり、太ももの前面にフォームローラーを当てます。両肘を立てて、フォームローラーに体重を乗せながらゆっくり 60 〜 90 秒（左右交互）動かします。

肩に力が入らないように

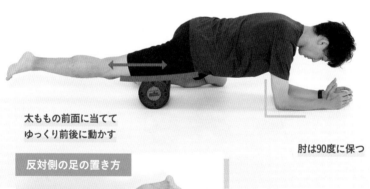

太ももの前面に当てて
ゆっくり前後に動かす

肘は90度に保つ

反対側の足の置き方

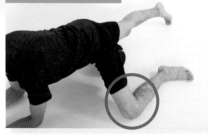

◀ 反対側の足は曲げて
膝を床につけてカラダ
を支える

Point
1

体重を乗せた時に
痛みが強い場合

Point

肩に力が入ったり、お尻が
浮かないように注意しよう

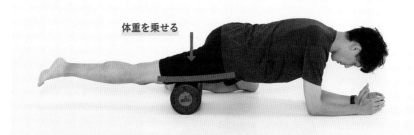

体重を乗せる

▲ 痛みのあるところで体重を乗せたまま動かさずに
足の力を抜いて**深呼吸を5回**おこないましょう

Point
2

リラックスした状態で
膝を曲げ伸ばし

Point

膝を曲げ伸ばしする際、
呼吸が止まらないように
しましょう！

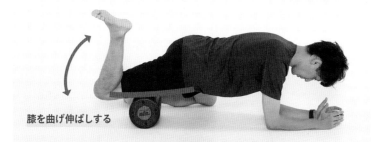

膝を曲げ伸ばしする

▲ 痛みを感じるところで全身の力が入らないように注意しながら
膝をゆっくり5〜10回程度曲げ伸ばししましょう

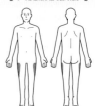

SELF-RELEASE | 02

太もも側面の筋肉の
セルフリリース

【 やり方 】

横向きになり、太ももの側面にフォームローラーを当てます。肘を
ついて、上側の手でカラダを支え、体重を乗せながらゆっくりフォ
ームローラーを前後に転がします。60〜90秒（左右交互）動かし
ましょう。

肩に力が入らないように

太ももの外側を当てて
ゆっくり動かす

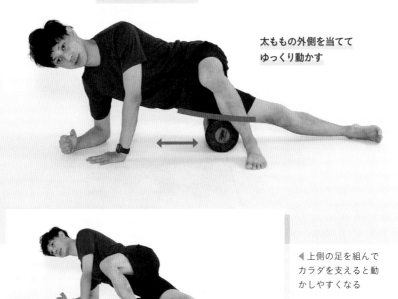

◀上側の足を組んで
カラダを支えると動
かしやすくなる

42

Point
1

体重を乗せたい時に
痛みが強い場合

Point

肩がすくまないように
注意して力を抜いて深
呼吸をしましょう！

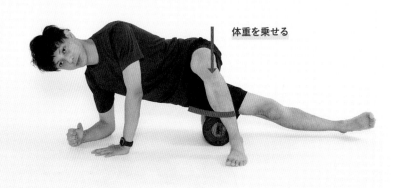

体重を乗せる

▲痛みを感じるところで体重を乗せたまま動かさずに
足の力を抜いて**深呼吸を5回**おこないましょう

Point
2

肩に力が入らないように
膝を曲げ伸ばし

Point

膝を曲げ伸ばしする際、
呼吸が止まらないように
しましょう！

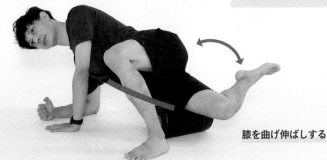

膝を曲げ伸ばしする

▲痛みを感じるところで全身の力が入らないように注意しながら
膝をゆっくり5〜10回程度曲げ伸ばししましょう

【 大殿筋／梨状筋 】

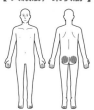

SELF-RELEASE | 03

お尻の筋肉の
セルフリリース

【 やり方 】

フォームローラーの上にお尻を乗せて座ります。両手を床についてカラダを支え、片足を組み、片側のお尻の体重をフォームローラーに乗せながらゆっくり前後に転がします。60〜90秒（左右交互）動かしましょう。

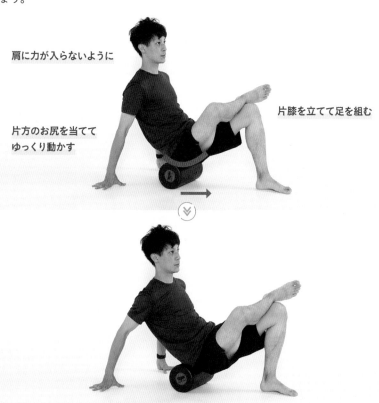

肩に力が入らないように

片膝を立てて足を組む

片方のお尻を当てて
ゆっくり動かす

Point **1** | 体重を乗せた時に
痛みが強い場合

Point
肩に力が入らないように力を
抜いて深呼吸をしましょう！

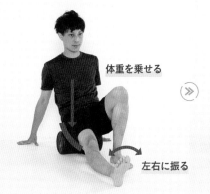
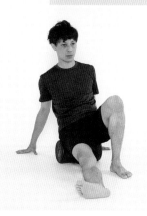

▲ 痛みを感じるところで体重を乗せたまま動かさず、足を伸ばし股
関節からワイパーのように足首を左右に振りましょう

Point **2** | 上体をひねって
動かす

Point
呼吸が止まらないようにしましょう

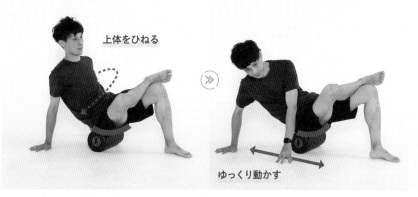

▲ お尻を乗せている側に上体をゆっくりひねって痛みを感じるところ
で前後に小さく 10 回動かしましょう

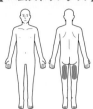

SELF-RELEASE | 04

太もも裏側の筋肉の
セルフリリース

【 やり方 】

フォームローラーの上に太ももの裏側を乗せるように座ります。両手を床についてカラダを支え、片膝を立てます。体重を乗せながら、フォームローラーをゆっくり前後に転がします。60 〜 90 秒（左右交互）動かしましょう。

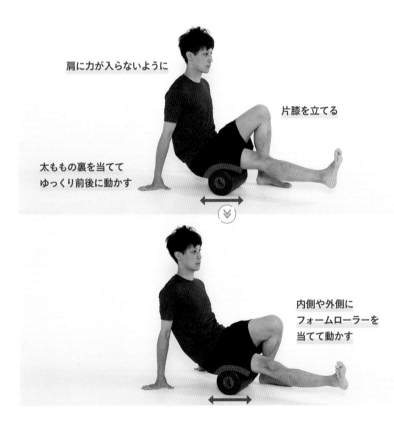

肩に力が入らないように

片膝を立てる

太ももの裏を当てて
ゆっくり前後に動かす

内側や外側に
フォームローラーを
当てて動かす

Point 1 体重を乗せた時に痛みが強い場合

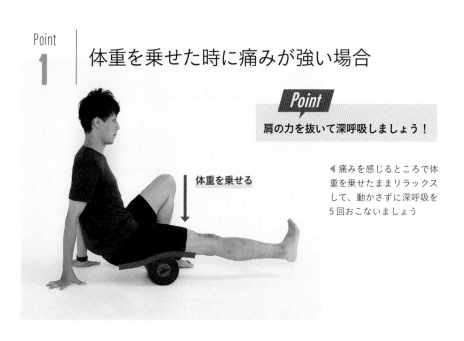

Point

肩の力を抜いて深呼吸しましょう！

◀痛みを感じるところで体重を乗せたままリラックスして、動かさずに深呼吸を5回おこないましょう

体重を乗せる

Point 2 内側と外側、2つに分けて動かしてみる

Point

呼吸が止まらないようにしましょう

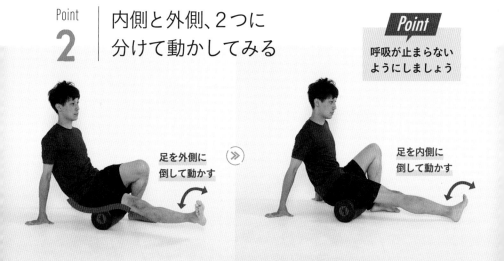

足を外側に倒して動かす

足を内側に倒して動かす

▲太ももの裏側にある筋肉は外側と内側に分かれているため、外側や内側に動かしながら筋肉全体を緩めるように意識しておこないましょう

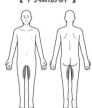

SELF-RELEASE | 05

内ももの筋肉の セルフリリース

【 やり方 】

フォームローラーを縦にしてうつ伏せになります。股関節と膝を
90度に曲げて太ももをフォームローラーの上に乗せます。両肘を
ついてカラダを支え、体重を乗せながらフォームローラーをゆっく
り左右に転がします。60 〜 90 秒（左右交互）動かしましょう。

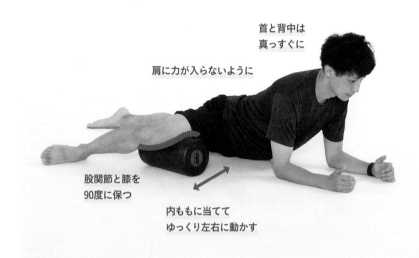

首と背中は
真っすぐに

肩に力が入らないように

股関節と膝を
90度に保つ

内ももに当てて
ゆっくり左右に動かす

48

Point
1

体重を乗せた時に痛みが強い場合

Point
肩に力が入らないように深呼吸

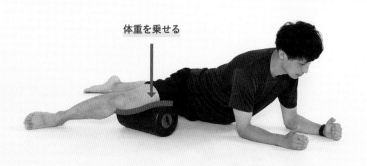

体重を乗せる

▲痛みのあるところでできるだけ力を抜いて動かさずにリラックスし、深呼吸を5回おこないましょう

Point
2

股関節の付け根、真ん中、膝の内側の3つに分けて動かす

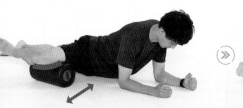

左右に動かす

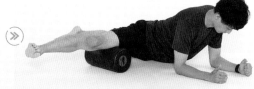

▲内もも筋肉は股関節の付け根から膝まで広範囲に付いているため、①股関節付け根、②中央、③膝の内側の3つにそれぞれ分けて、筋肉全体を緩めるように意識しておこないましょう

Point
呼吸が止まらないようにしましょう

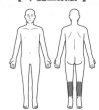

SELF-RELEASE | 06

ふくらはぎの筋肉の
セルフリリース

【 やり方 】

片膝を立ててカラダを支え、ふくらはぎにフォームローラー
を当てます。両手をついて体重を乗せながら、ゆっくり前後
に動かします。60 〜 90 秒（左右交互）動かしましょう。

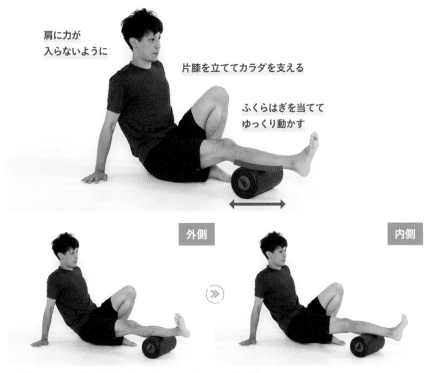

肩に力が
入らないように

片膝を立ててカラダを支える

ふくらはぎを当てて
ゆっくり動かす

外側　　　　　　　　内側

▲ 前後に動かした後は足首を左右に動かしながら、ふくらはぎの
内側と外側の両方に当てるようにして動かす

Point
1

体重を乗せた時に痛みが強い場合

Point

力を抜いて深呼吸しましょう！

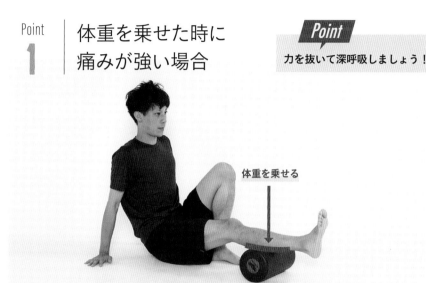

体重を乗せる

▲痛みのあるところで動かさずに深呼吸を5回しましょう

Point
2

膝の裏側、ふくらはぎの内側、外側、全体を動かす

Point

呼吸が止まらないようにしましょう

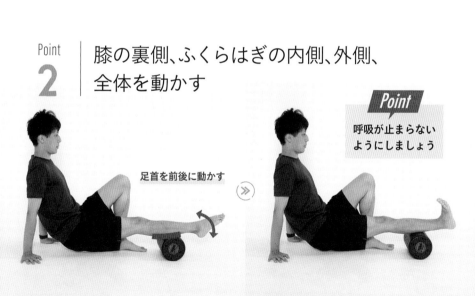

足首を前後に動かす

▲ふくらはぎの筋肉は膝の裏側からアキレス腱にかけて付着しているため、膝の裏側や、ふくらはぎの内側、外側全体の筋肉を緩めるようにしましょう

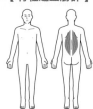

SELF-RELEASE | 07

腰背の筋肉の
セルフリリース

【 やり方 】

フォームローラーに背中を当てて仰向けになります。両膝を立て、両手を頭の後ろで組み、体重を乗せながらフォームローラーをゆっくり前後に転がします。60 〜 90 秒動かしましょう。

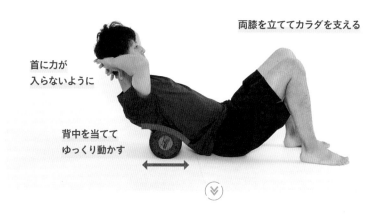

両膝を立ててカラダを支える

首に力が
入らないように

背中を当てて
ゆっくり動かす

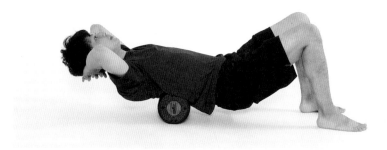

Point
1 上体をひねって
左右に動かす

Point
呼吸が止まらない
ようにしましょう

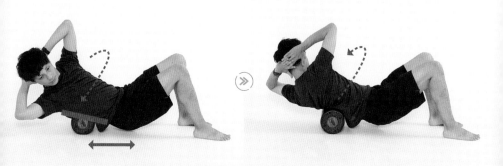

▲ 上体を回旋した状態のまま前後に動かしましょう。
左右両方おこなうように

Point
2 背骨の柔軟性を
高めたい場合

Point
腰が反らないように
お尻は床につける

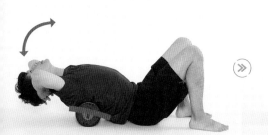
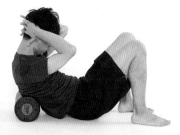

▲ フォームローラーに肩甲骨の下側を当てて、お尻が床から
離れないように上下に背骨を動かしましょう

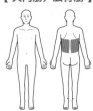

SELF-RELEASE | 08

背中の筋肉の
セルフリリース

【 やり方 】

横向きになり脇の下にフォームローラーを当てます。体重を乗せながらカラダを後方に傾け、ゆっくりフォームローラーを前後に転がします。60 〜 90 秒（左右交互）動かしましょう。

肩に力が
入らないように

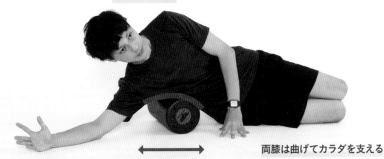

両膝は曲げてカラダを支える

▲ 脇の下に当ててゆっくり動かす

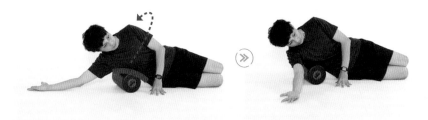

▲ 手を動かしながら体重を乗せる位置を前後に変えて動かす

54

Point **1** | 体重を乗せた時に 痛みが強い場合

Point

肩に力が入らないように力を抜いて深呼吸をしましょう

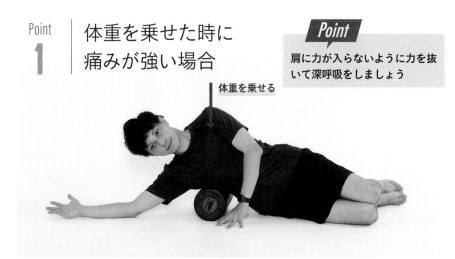

体重を乗せる

▲痛みのあるところでできるだけ力を抜いて動かさずにリラックスし、深呼吸を5回おこないましょう

Point **2** | 肩がすくまないように 腕を上下に動かす

Point

肩に力が入らないように力を抜いて深呼吸しましょう

◀痛みを感じるところで全身の力が入らないように腕を上下に10回動かしましょう

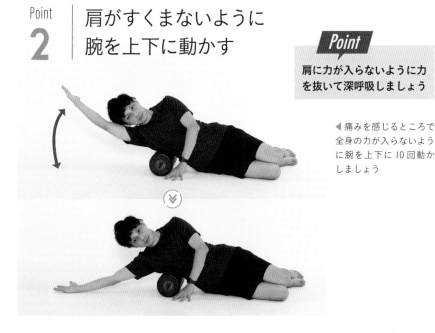

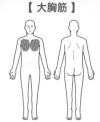

SELF-RELEASE | 09

胸の筋肉の
セルフリリース

【 やり方 】

うつ伏せになり胸と腕の付け根の間にフォームローラーを当てます。体重乗せて、フォームローラーをゆっくり斜め方向に転がします。60 〜 90 秒（左右交互）動かしましょう。

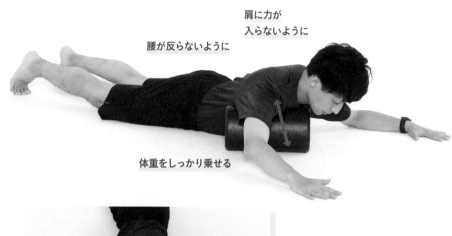

肩に力が
入らないように

腰が反らないように

体重をしっかり乗せる

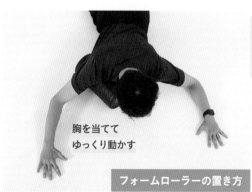

胸を当てて
ゆっくり動かす

フォームローラーの置き方

Point 1 | 床を磨くように手を動かす

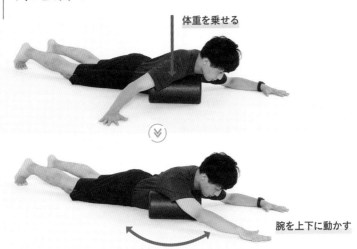

体重を乗せる

腕を上下に動かす

▲肩に力が入らないようにゆっくりと腕を上下に10回動かしましょう

Point 2 | 別の方法でおこなう場合
（テニスボールなどで代用可能）

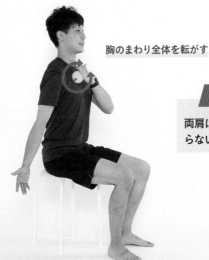

胸のまわり全体を転がす

フォームローラーだとうまく体重を乗せられなかったり、やりづらいと感じる場合はテニスボールを代用しておこなってみましょう。フォームローラー同様にテニスボールを胸に押しつけて胸まわりの筋肉を緩めていきます。

Point

両肩はリラックスさせ呼吸が止まらないようにしましょう！

◀痛みを感じるところで全身の力が入らないようにテニスボールを転がしましょう

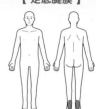

SELF-RELEASE | 10

足の裏側の筋肉の セルフリリース

【 やり方 】

立って片足をフォームローラーの上に乗せます。体重を乗せて、ゆっくり前後にフォームローラーを転がします。60〜90秒（左右交互）動かしましょう。

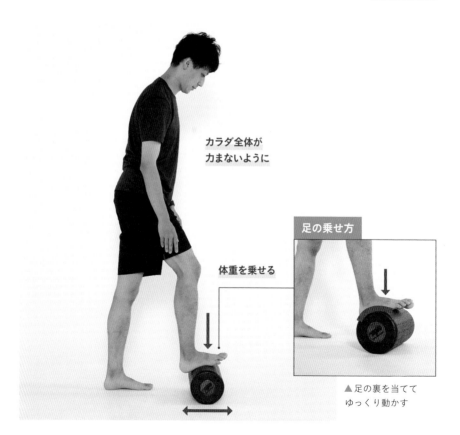

カラダ全体が
力まないように

体重を乗せる

足の乗せ方

▲足の裏を当てて
ゆっくり動かす

Point
1 | 体重をしっかり乗せて、
内側、外側と動かそう

Point
体重を乗せながら呼吸
が止まらないように

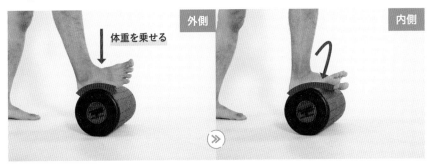

外側　　体重を乗せる　　内側

▲ 内側、外側と足の裏全体を動かす

Point
2 | 別の方法でおこなう場合
（テニスボールなどで代用可能）

　フォームローラーを使用するとうまく体重を乗せられなかったり、やりづらいと感じる場合はテニスボールを使用して足の裏側の筋肉をほぐしてみましょう。

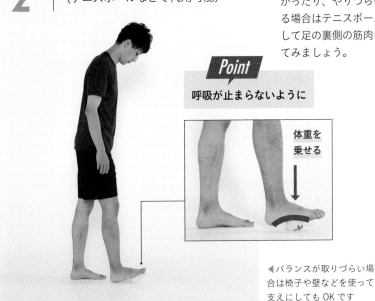

Point
呼吸が止まらないように

体重を
乗せる

◀バランスが取りづらい場合は椅子や壁などを使って支えにしても OK です

ストレッチだけでは不十分！
「伸ばす」前に「緩める」
セルフリリースの重要性について

COLUMN 01

セ ルフリリースは、一般的に「筋膜リリース」や「筋膜はがし」などの言い回しで最近よく耳にすることが増えました。大きな目的として柔軟性を向上させるために硬くなった筋肉を緩める方法として用いられています。比較的手軽におこなえることや実施した後、マッサージを受けたような感覚になるため、一度は試してみたことがある方も多いかもしれません。

最近の研究では筋肉のパフォーマンスを低下させることなく、柔軟性を短期的に改善させたり、運動後におこなうことで筋肉痛を軽減させるという報告もあり、柔軟性だけではなくトレーニング後の回復（リカバリー）としてもその有効性が注目されています。

またストレッチのみよりもセルフリリースとストレッチを組み合わせておこなったほうが柔軟性を改善させるという報告もあります。筋肉をストレッチで伸ばすだけではなく、フォームローラーなどを用いて伸ばしやすい状態に緩めるといったようなイメージで、本書でも主に動きの質が低下している

方へのアプローチとして組み合わせて紹介しています（STEP1・2参照）。

筋肉には「筋紡錘」という筋肉の長さや伸張の程度を感知するセンサーが存在します。このセンサーが刺激されると筋肉が収縮し、緊張しやすい状態に陥ります。筋肉の緊張状態が高いと筋組織が硬くなり、筋肉の不均等や関節の動きにくさ、コリや張りなどの痛みにもつながります。

セルフリリースでは、こうした活動状態が高くなっている筋組織に対して持続的に圧迫させることで筋紡錘のセンサーの感度を抑制させ、筋の緊張を緩めることができると考えられています。

基本ルールでも紹介していますが、60～90秒、ただ単に転がすだけではなく、関節を動かしながらおこなうことで、硬くなった組織を緩め、動きの質を改善させる効果が期待できます。運動前におこなうことはもちろん、運動後のケアやセルフメンテナンスとしても活用してみてください。

STEP

2

ストレッチ
STRETCH

伸ばす

セルフリリースで硬くなった組織を
緩めた後、各部位のストレッチをお
こない、筋肉の柔軟性や関節の可動
性を高めていきましょう。この章で
は緩めた筋肉を伸ばす、各部位のス
トレッチについて説明していきます。

STRETCHの
基本ルール

各部位のストレッチを始めていく前に、まずは基本の
ルールから紹介していきます。ここで紹介する基本の
３つのルールに注意しながらおこなっていきましょう。

肩や足に力が
入らないように
リラックスする

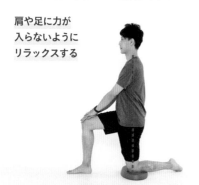

息を吐く

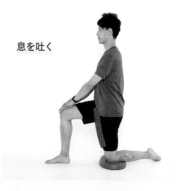

重心をゆっくり前方
に移動して太ももの
付け根の筋肉が伸び
ていることを感じる

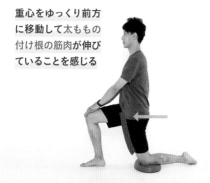

手を上げることで
筋肉がより
伸ばされる

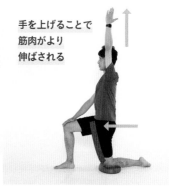

基本ルール 1 伸ばそうと頑張りすぎない。できるだけリラックスしておこなう

せっかくセルフリリースで筋肉を緩めたのにもかかわらず、気合を入れてストレッチをおこなうと、カラダが緊張してしまい、伸ばしたい筋肉も十分に伸びません。呼吸が止まらないようにできるだけリラックスしてストレッチをおこないましょう！

基本ルール 2 良い姿勢を維持しながら、伸ばしたい筋肉を感じる

ストレッチは筋肉の付着部を伸ばすことが基本です。姿勢が正しくなければ伸ばしたい筋肉も効率よく伸びません。姿勢を正して、ストレッチした際に伸ばしたい筋肉が気持ちよく伸びているかどうかを感じましょう！

基本ルール 3 伸ばしたい筋肉が伸びていると感じたら可動域を広げていく

反動をつけてしまうと筋肉が収縮してしまい、逆に緊張してしまう場合があります。伸ばしたい筋肉がしっかり伸びていることを感じることができれば、そこからゆっくり関節の可動範囲を広げていきましょう！

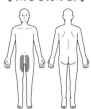

STRETCH | 01

太もも付け根の筋肉を
伸ばすストレッチ

【 やり方 】

片膝立ちとなり、立てた膝の上に手を当てます。背筋を伸ばして重心を前方に移動し、膝をついている側の太ももの付け根を伸ばしていきます。🕐**目安 10秒 × 5回（左右）**

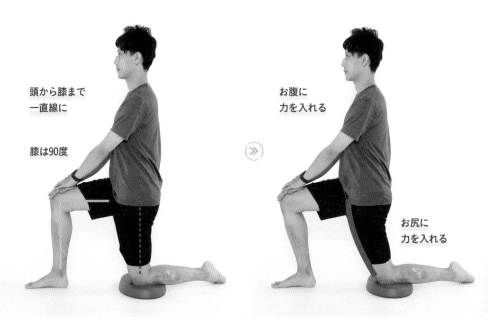

頭から膝まで
一直線に

膝は90度

お腹に
力を入れる

お尻に
力を入れる

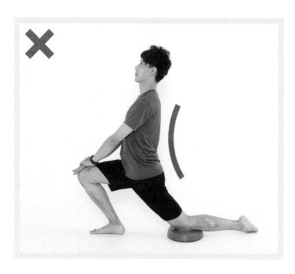

✕

よくある間違ったやり方

腰が反ってしまう

　股関節を後ろにすれば筋肉の伸張感を感じやすくなりますが、お腹の力が抜けて腰が反りすぎると、腰を痛めてしまう原因になります。

＋α 余裕があるときは手を伸ばす
（プラスアルファ）

　十分に筋肉の伸張感がある場合は、軸足側の手を頭上に伸ばし、ストレッチをおこなうことで腰から股関節前面に付いている太もも付け根の筋肉がよりストレッチされます。そこから立てた足側にカラダを倒すとさらに効果的です。

Point

筋肉が気持ちよく伸びるところで10秒×5回（左右）おこないましょう！

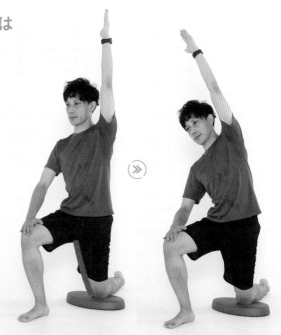

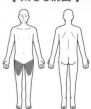

STRETCH | 02

太もも前面の筋肉を
伸ばすストレッチ

【 やり方 】

横向きになります。下側の股関節を屈曲させ、反対側（ストレッチする側）の足首を片手でつかみます。お尻にかかとが近づくように足首を引き寄せて、太もも前面を伸ばしていきます。🕐**目安 10秒 × 5回（左右）**

頭から膝まで
一直線に

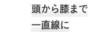

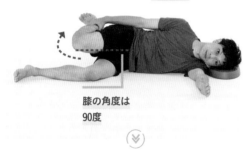

膝の角度は
90度

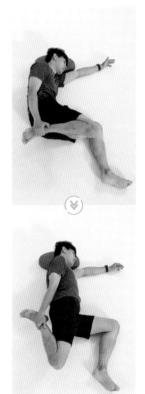

お腹に力を入れる

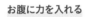

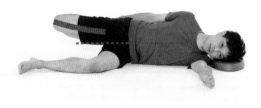

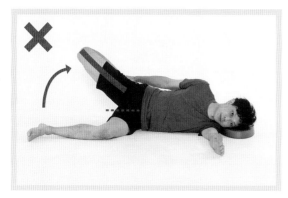

よくある間違ったやり方

膝が外側に上がる

　お尻とかかとを近づけてい
く際に膝が外側に逃げてしま
うと、太ももの筋肉が十分ス
トレッチされないので注意し
ましょう。

プラスアルファ

➕α 余裕がある場合は
片膝立ちでおこなう

　余裕がある場合は、片膝立ちになり、椅子やソ
ファなどに足を引っかけておこないましょう。筋
肉が気持ちよく伸びるところで10秒×5回（左
右）おこないましょう。

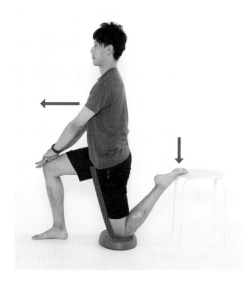

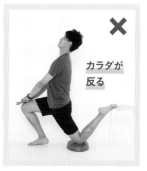

◀ 腰を反りすぎると痛めて
しまうので注意

カラダが
反る

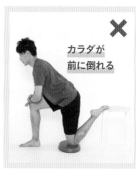

◀ カラダが前に倒れると十分に
ストレッチできない

カラダが
前に倒れる

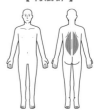

【 背筋群 】

STRETCH | 03

背骨の動きを高める
ストレッチ①（丸める・反らす）

【 やり方 】

四つ這いになり、肩の下に手首、股関節の下に膝を置きます。ゆっくり背中を丸めていきます。元の位置に戻り、今度は目線を天井に向けるように背骨を反らせます。これをゆっくり往復10回おこないましょう。

肩の下に手首、
股関節の下に膝を置く

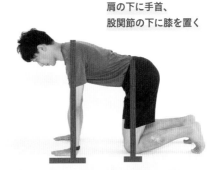

背骨が天井に
引っ張られるように

肩と耳を遠くに離して
おへそを突き出す

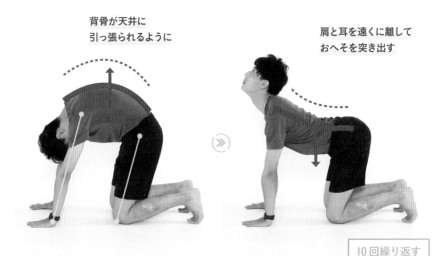

10回繰り返す

よくある間違ったやり方　**肩が上がってしまう**

　肩が上がってしまうと肩や肩甲骨まわりの筋肉を過剰に使いすぎて、肩や首を痛める原因になります。**背骨を動かすイメージで**おこないましょう。

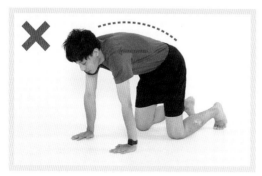 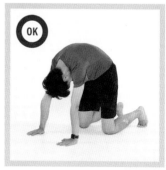

▲ 背骨をしっかり動かす

＋α 余裕がある場合は座っておこなう

プラスアルファ

　四つ這いの動きに慣れてきた場合、椅子に座った状態でチャレンジしてみましょう。座っておこなうことで骨盤や背骨をより連動させて動かすことが要求されるため、難易度も高くなります。

Point

筋肉が気持ちよく伸びるところでゆっくり10回（往復）おこないましょう！

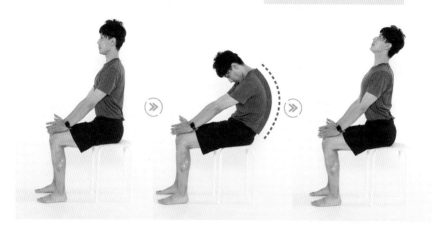

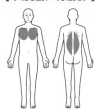

STRETCH | 04

背骨の動きを高める
ストレッチ②（ひねる）

【 やり方 】

横向きに寝て上側の足を曲げます。下側の手を前方に伸ば
し、上側の手を肋骨に当てます。この姿勢から背骨の軸に
沿って上体を反対方向に回旋します。深呼吸をしながら
徐々に背骨を回旋させます。🕐**目安 10秒×5回（左右）**

首に力が入らないように枕などを置く　　　　　上体を回旋させる

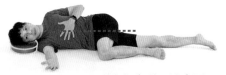

≫

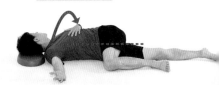

膝を曲げて胸に近づける

息を吐きながら
上体を回旋させる

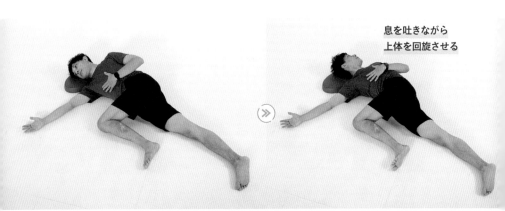

≫

よくある間違ったやり方 背骨が丸まってしまう

ストレッチ時に背骨が曲がってしまうと背骨の動きが制限されてしまいます。ストレッチをおこなう前に**頭から足先まで一直線にしましょう。**

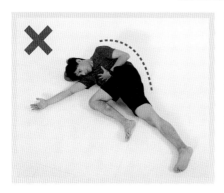
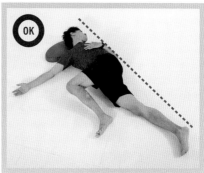

➕α 余裕がある場合は手を伸ばす

背骨の動きが良くなり、慣れてきたら、両手を天井方向に伸ばして上体を回旋させます。一方の手を上方に押し、もう一方の手を開き、肩甲骨を床に近づけることでより背骨の動きを高めることができます。

Point

筋肉や関節が気持ちよく伸びるところで10秒×5回（左右）おこないましょう！

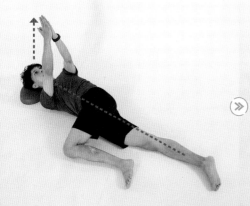
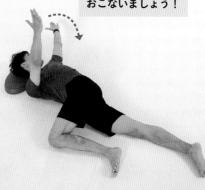

【 内転筋群 】

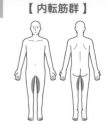

STRETCH | 05

内ももの筋肉を
伸ばすストレッチ

【 やり方 】

四つ這いの姿勢から片方の足を横に伸ばします。背
筋を伸ばして重心を後方に移動し、内ももをストレ
ッチします。🕐目安 10秒×5回（左右）

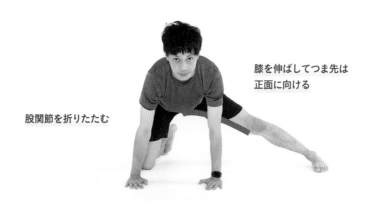

膝を伸ばしてつま先は
正面に向ける

股関節を折りたたむ

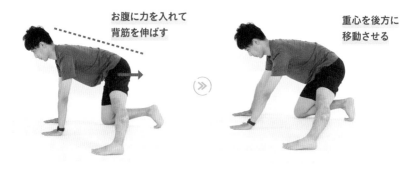

お腹に力を入れて
背筋を伸ばす

重心を後方に
移動させる

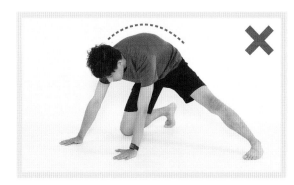

よくある間違ったやり方

肩に力が入って
背中が丸まる

　肩に力が入り、背中が丸まってしまうと後方に重心を移動した際に股関節が十分に折りたためず、内ももの筋肉をストレッチできません。

プラスアルファ

＋α 余裕がある場合は、立って台を使っておこなう

　十分に伸張感が得られる場合は、立った状態で台の上に片足を置いて内もものストレッチをおこないましょう。バランスに不安がある場合は、前方に支えになるようなものを置いても OK です。

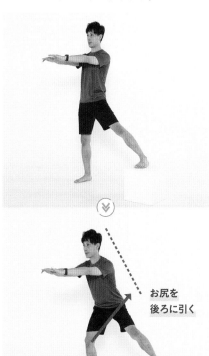

お尻を
後ろに引く

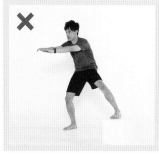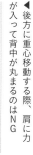

◀ 後方に重心移動する際、肩に力が入って背中が丸まるのはNG

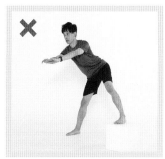

◀ 後方に重心移動する際、台に乗せた側に偏ってしまう

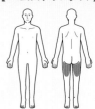

STRETCH | 06

太もも裏側の筋肉を 伸ばすストレッチ

【 やり方 】

首に力が入らないように枕などを頭に敷き、仰向けになります。膝を軽く曲げてレジスタンスバンド（タオルでも OK）を足に引っかけ、かかとを天井方向に押すようにして膝を伸ばします。⏱目安10秒×5回(左右)

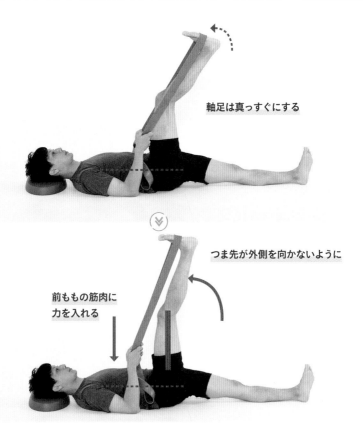

軸足は真っすぐにする

つま先が外側を向かないように

前ももの筋肉に
力を入れる

よくある間違ったやり方

首や肩に力が入り
背中が丸まる

　太もも裏側の伸張感を感じていたとしても、首や肩に力が入って背中が丸まってしまうのは NG です。首や肩に力が入らない範囲内でおこないましょう。

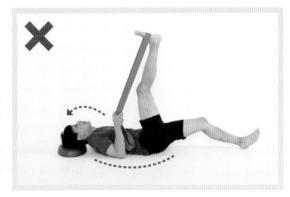

5秒×10回

膝を伸ばす

膝を曲げる

＋α プラスアルファ 余裕がある場合は
膝を屈伸させる

　十分に筋肉の伸張感がある場合は、膝をゆっくり屈伸させましょう。太もも裏側を伸ばす意識ではなく太ももの前面に力を入れるようなイメージで膝の曲げ伸ばしをおこなうと太ももの裏側の筋肉が伸びやすくなります。

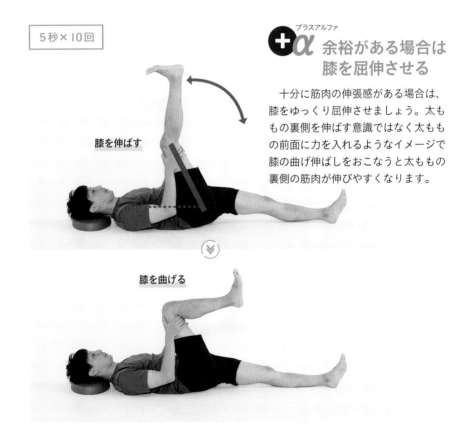

【 大殿筋 】

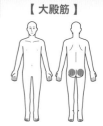

STRETCH | 07

お尻の筋肉を伸ばす
ストレッチ

【 やり方 】

両足を前後に開き、股関節と膝が90度になるように座り、
上体を前方に倒します。🕐目安 10秒×5回（左右）

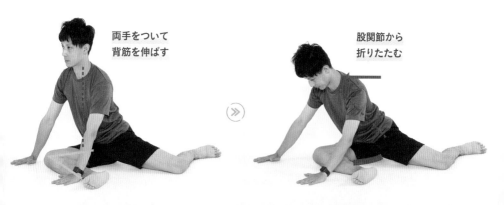

両手をついて
背筋を伸ばす

股関節から
折りたたむ

»

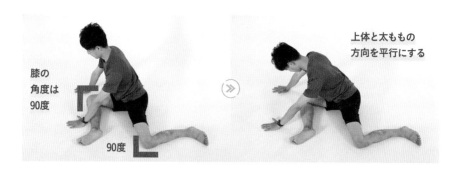

膝の
角度は
90度

90度

上体と太ももの
方向を平行にする

»

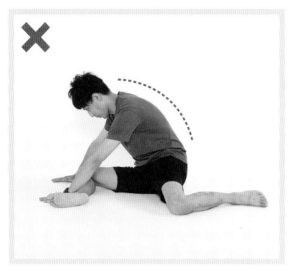

股関節が
折りたためず
背中が丸まる

　背中が丸まってしまうとお尻の筋肉が十分に伸ばされません。股関節からしっかり折りたたみ背筋を伸ばした状態で上体を前方に倒すようにおこないましょう。

+α プラスアルファ **余裕がある場合は手を伸ばす**

　十分に筋肉の伸張感がある場合は、ストレッチする反対側の手を伸ばすと、よりお尻の筋肉がストレッチされます。基本動作同様背中が丸まらないように注意しましょう。

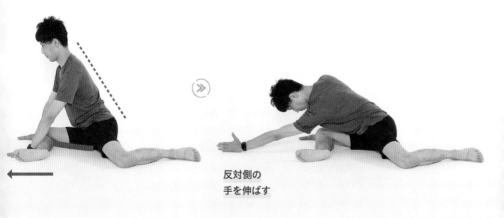

反対側の
手を伸ばす

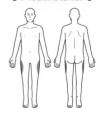
STRETCH | 08

太もも外側の筋肉を伸ばすストレッチ

【 やり方 】

壁に肘をつき、壁側の足を後ろに伸ばします。背筋を伸ばして壁に肘をついたまま体重を壁側に移動。

🕐 目安 10秒×5回（左右）

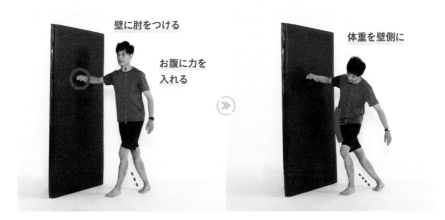

壁に肘をつける

お腹に力を入れる

体重を壁側に

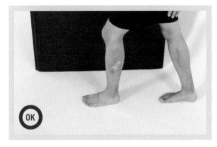

▲つま先は前を向けて足を前後に置く。
ストレッチする足を後ろに

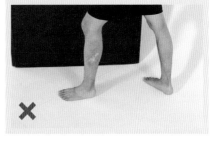

▲つま先が外側を向いてしまう

上半身が前方に傾く

重心を側方に移動させた際に、背中が丸まり、上半身が前方に傾いてしまうと太ももの外側を十分にストレッチすることができません。

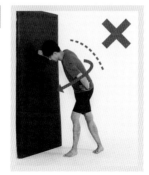

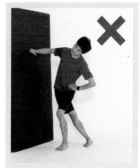

▲腰を反ってしまうのもＮＧ

➕α プラスアルファ 余裕がある場合は手を伸ばす

十分に筋肉の伸張感がある場合は、ストレッチする側の手を頭上に伸ばし、骨盤を側方に突き出すようにすることで太もも外側の筋肉がストレッチされます。

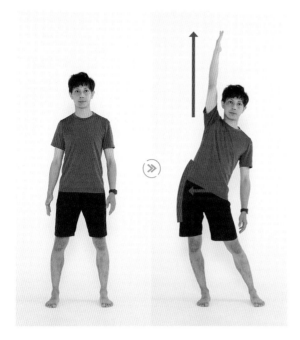

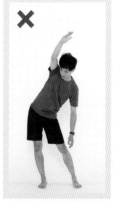

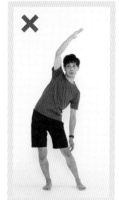

◀骨盤を側方に突き出した時、カラダが前傾したり、横に傾いたりしないように注意する

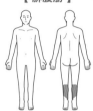
STRETCH | 09

ふくらはぎの筋肉を 伸ばすストレッチ① (表層)

【 やり方 】

足を前後に開き、両手を壁につきます。壁に両手をつけたまま、前側の膝を曲げて前傾姿勢をとります。かかとはしっかり床につけておきます。🕐目安 10秒×5回（左右）

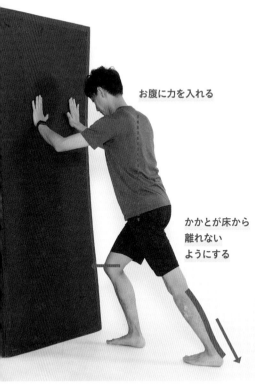

お腹に力を入れる

かかとが床から
離れない
ようにする

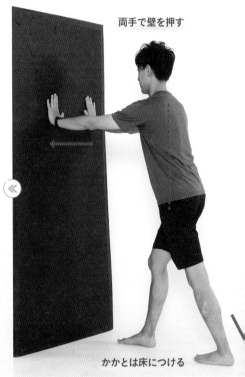

両手で壁を押す

かかとは床につける

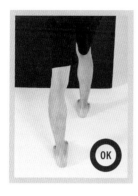

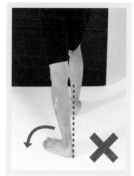

つま先が外側を向く

後ろ足のつま先が外側を向いてしまうとふくらはぎの筋肉が十分にストレッチされません。つま先が正面になっていることを確認しましょう。

＋α *プラスアルファ* 余裕がある場合は両手を床についておこなう

両手を床について、お尻を天井方向へ突き出しながらかかとで床を押させつけることでふくらはぎの筋肉をよりストレッチすることができます。両肩に力が入らないように注意しながらおこないましょう。

お尻を突き上げる

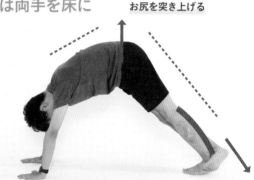

開始姿勢

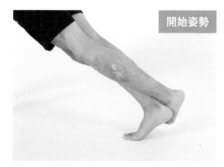

終了姿勢

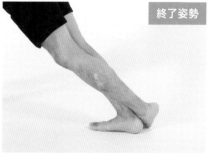

▲一方の足で押さえるようにしてかかとは床につけるようにしましょう

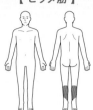

STRETCH | 10

ふくらはぎの筋肉を
伸ばすストレッチ②（深層）

【 やり方 】

壁に両手をついて、足を前後に開きます。かかとが床から
離れないように膝を曲げて壁に近づけるようにします。

⏱ 目安 10秒×5回（左右）

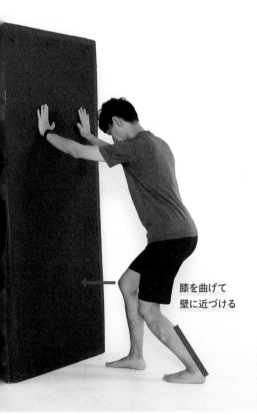

膝を曲げて
壁に近づける

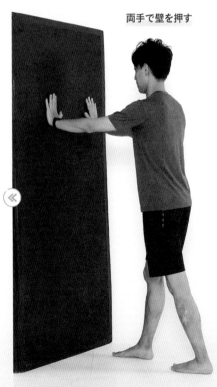

両手で壁を押す

よくある間違ったやり方 膝が内側に入ったり、外を向いたりする

膝を壁に近づけた際に膝が内側に入ったり、外を向いたりしないように注意しましょう。足のひとさし指の延長線上に

膝がくるように膝を前に出すことでよりふくらはぎの深層の筋肉を伸ばすことができます。

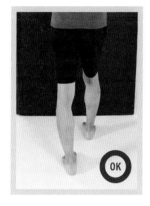
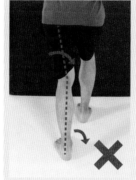
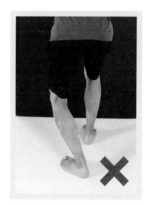

➕α 余裕がある場合は座っておこなう

プラスアルファ

余裕がある場合は椅子に座り、片膝を抱えながら重心を前方に移動することでよりふくらはぎの筋肉をストレッチすることができます。

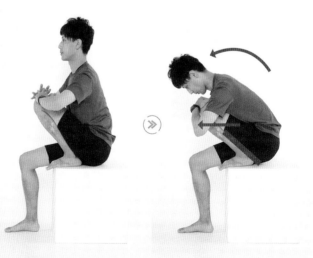

ストレッチの方法は大きく2つ。
目的を理解して筋肉の柔軟性や
関節の可動域を獲得しよう！

ストレッチには大きく持続的に筋肉を伸ばす静的ストレッチ（本STEP）と全身の筋肉や関節を伸ばす動的ストレッチ（STEP4参照）の2つの方法があります。

静的ストレッチでは主に筋肉の柔軟性や関節の可動性を高める目的があります。これに対して、動的ストレッチでは獲得された柔軟性の中で適切に動きをコントロールしながら神経系を刺激する要素も含まれることから、静的ストレッチよりも運動前のウォーミングアップなどで活用することが適切とされています。

人間のカラダにはたくさんの筋肉や関節があり、それらがうまく協調して機能することで様々な動きに対応することができます。しかし、カラダが硬く動きの質が低下すると、低下してしまったその可動範囲内でしかカラダを動かすことができません。

柔軟性が低下したからと言って、その範囲内で活動するわけではありません。カラダはその動作をおこなうために、本来使うところとは別の部位を使って動きを生み出そうと代償します。この代償的な動作の積み重ねが生じることで、カラダに負担をかけることとなり、痛みやケガの原因につながります。

この代償動作は筋肉の柔軟性だけではなく関節の可動性の低下も引き起こします。たとえば、背骨にある胸椎の動きが低下すると首や肩の痛みや不調が生じる可能性があり、股関節の動きが低下すると、腰痛の原因になる可能性があります。そして足首の関節の柔軟性が低下すると膝の痛みや不調などを招く可能性があるとされています。

このようにカラダの柔軟性が低下してしまうと、その部位とは別の場所にも負担がかかってしまいます。柔軟性が低下している場合、まず静的ストレッチによって柔軟性や可動域を獲得し、動きの質を高めるためことが最初のステップとして大切になります。

無理をして伸ばそうとせずに、リラックスした状態で筋肉や関節の動きを感じながらおこなってみてください。

アクティベーション
ACTIVATION

活性化する

正しい動きを獲得するためには緩める・伸ばすだけではなく、適切なタイミングで適切なスイッチを入れられることが大切です。この章ではうまく使えていない可能性のある筋肉を活性化させて、動きをコントロールするエクササイズについて紹介していきます。

ACTIVATIONの基本ルール

アクティベーションエクササイズを始めていく前に、まずは基本のルールから紹介していきます。ここで紹介する基本の3つのルールに注意しながらおこなっていきましょう。

基本ルール **1**

呼吸が止まっていないかを確認しながらエクササイズをおこなう

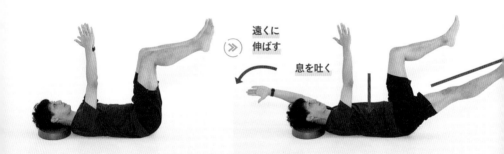

遠くに伸ばす

息を吐く

呼吸が止まったままエクササイズをおこなうとカラダが緊張しやすくなります。呼吸が止まってしまうような場合、エクササイズの難易度が高い可能性があります。その場合は動きを小さくしたり、エクササイズの難易度を下げましょう。

基本ルール2 オンとオフの切りかえを意識して エクササイズをおこなう

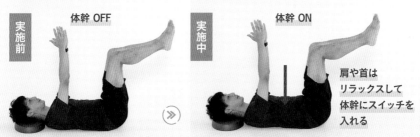

実施前　体幹 OFF
首や肩の力が入らないように
リラックスする

実施中　体幹 ON
肩や首は
リラックスして
体幹にスイッチを
入れる

エクササイズは適切なタイミングで適切な筋肉のスイッチが入ることがポイント。体幹にスイッチを入れる→呼吸を止めないように動作をおこなう→というように動き自体にオンとオフの切りかえを意識しておこないましょう。

基本ルール3 負荷量ではなく動きの質を重視して エクササイズをおこなう

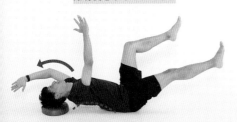

基本エクササイズが難しい場合、
難易度を下げておこなう

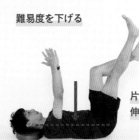

難易度を下げる

片足を交互に
伸ばす

　筋トレはどれぐらいの重さを10回×3セットというように量を重視したトレーニングをおこないますが、ここでは強度や量ではなく目的とする部位が意識できているかどうかが鍵になります。回数をこなすことではなく、エクササイズで得られる反応を感じながら質を重視したエクササイズをおこなっていきましょう。

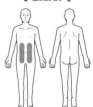

【 腹筋群 】

ACTIVATION | 01

体幹を活性化させるエクササイズ①
仰向け

【 やり方 】

仰向けになり、両腕を上方に伸ばします。股関節と膝が
90度になるように床から離します。この姿勢から一方の
手を頭上に伸ばし、反対側の足を遠ざけるように伸ばしま
す。🕑**目安5秒×10回（左右交互）**

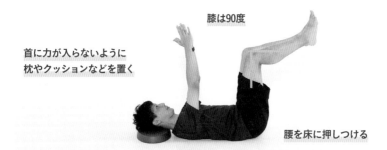

膝は90度

首に力が入らないように
枕やクッションなどを置く

腰を床に押しつける

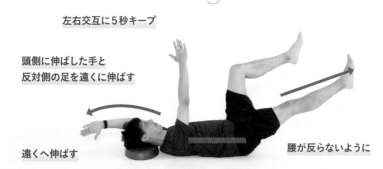

左右交互に5秒キープ

頭側に伸ばした手と
反対側の足を遠くに伸ばす

遠くへ伸ばす

腰が反らないように

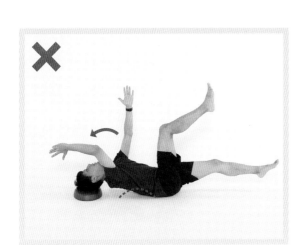

よくある間違ったやり方

腰が反る、アゴが上がる

　手と反対側の足を伸ばした際に、腰が反ったりアゴが上がってしまうと、うまくエクササイズを実施できていない可能性があります。スムーズにできない場合は難易度を下げた方法でおこないましょう！

Check

エクササイズの難易度を下げる方法
＝両足を左右に動かす

　スムーズにできなかった場合はこちらの方法でおこないます。両足を斜め45度に伸ばして足を左右に動かします。この時に腰が反らないように注意しましょう。

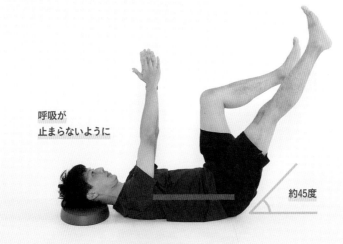

呼吸が
止まらないように

約45度

【 腸腰筋 】

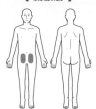

ACTIVATION | 02

股関節の付け根の筋肉を
活性化させるエクササイズ

【 やり方 】

仰向けに寝て両手を真上に向けて伸ばします。腕は
維持したまま、股関節の付け根から片足を胸のほう
に引き寄せます。⏱目安5秒×10回（左右交互）

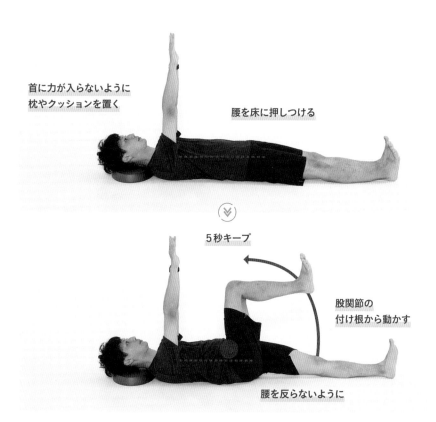

首に力が入らないように
枕やクッションを置く

腰を床に押しつける

5秒キープ

股関節の
付け根から動かす

腰を反らないように

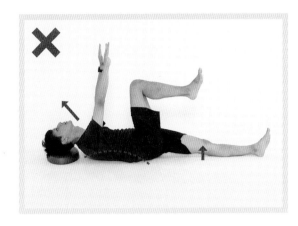

よくある間違ったやり方

腰が反る、
アゴが上がる

　片足を上げた際に、腰が反ったりアゴが上がってしまうと、正しくエクササイズを実施できていない可能性があります。スムーズにできない場合は難易度を下げておこないましょう！

Check | エクササイズの難易度を下げる方法

＝両手で膝を抑えて押し合う

　エクササイズ実施時に腰が痛くなったり、太ももの付け根ではなく、太もも前面が効いてしまう場合はこちらの方法でおこないます。両手を膝に当てて、手と膝で押し合うようにおこないましょう。

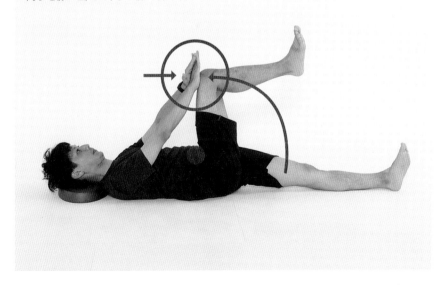

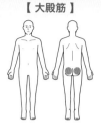

ACTIVATION | 03

お尻の筋肉を活性化させるエクササイズ

【 やり方 】

仰向けになって両膝を立て、片膝を両手で抱えて胸のほうに引き寄せます。太ももをお腹に引き寄せ、かかとで床を押しながらお尻を持ち上げます。🕐**目安5秒×10回(左右交互)**

太ももとお腹が
離れないように引き寄せる

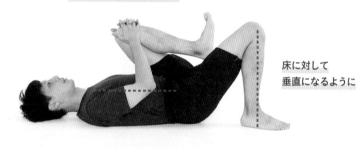

床に対して
垂直になるように

5秒キープ

お腹をへこませて
かかとで床を押す

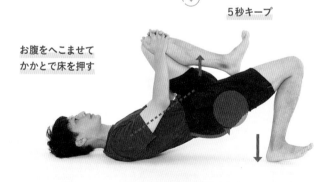

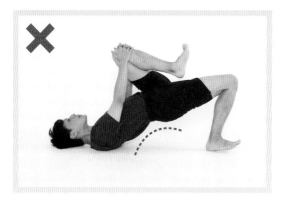

太ももとお腹が離れる

　太ももとお腹が離れてしまうと腰が反りやすく、お尻の筋肉を活性化することができません。お尻を持ち上げるイメージよりも、かかとから床を押すように意識しましょう！

Check | エクササイズの難易度を下げる方法

＝うつ伏せで骨盤を床に押しつける

　お尻の筋肉がうまく使えない場合、うつ伏せになり骨盤を床に押しつけておこないます。お腹を凹ませ、骨盤を床に押しつけることでお尻の筋肉を締めます。

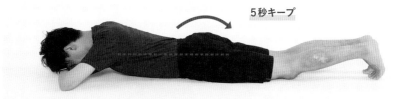

5秒キープ

バリエーション！

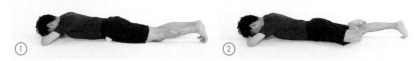

① うつ伏せで骨盤を床に押しつける際、テニスボールを使用すると、床に押しつける感覚がわかりやすくなります。

② うつ伏せになり、片足を外側に開き、足首を反対側の膝の上に乗せます。曲げた足の膝が床から離れるくらい、骨盤を床に押しつけましょう。

【 腹筋群、背筋群 】

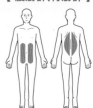

ACTIVATION | 04

体幹を活性化させるエクササイズ②
四つ這い

【 やり方 】

四つ這いになり、肩の下に手首、股関節の下に膝
を置きます。この姿勢から片手と反対側の足を上
げて伸ばします。🕐目安5秒×10回（左右交互）

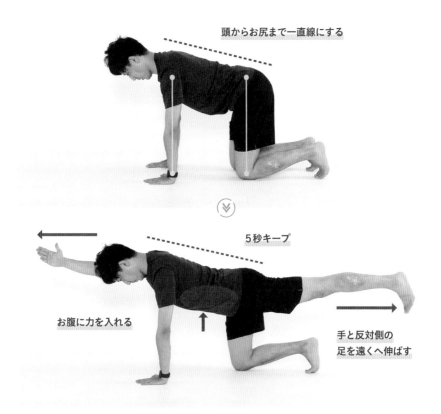

頭からお尻まで一直線にする

5秒キープ

お腹に力を入れる

手と反対側の
足を遠くへ伸ばす

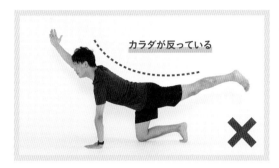

カラダが反っている

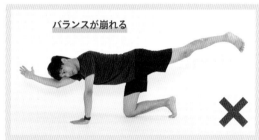

バランスが崩れる

よくある間違ったやり方

腰が反ってしまったり、バランスが崩れてしまう

　手と反対側の足を伸ばした際に、腰が反ったり骨盤が回旋するなどバランスが崩れたりしないように、動きをコントロールしながらおこないましょう。

Check | エクササイズの難易度を下げる方法

=両足のみ動かす

　うまくエクササイズをおこなうことができない場合、両手を床につけたまま、片方ずつ足を床にスライドさせながら遠くに伸ばしましょう。左右10回ずつおこないましょう。

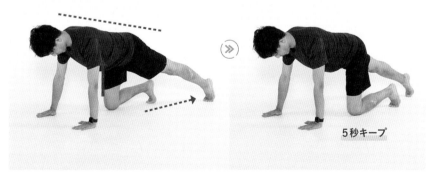

5秒キープ

【 腹筋群、肩甲骨周辺筋群 】

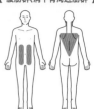

ACTIVATION | 05

肩甲骨周辺の筋肉を活性化させるエクササイズ

【 やり方 】

うつ伏せに寝てボールを足の間に挟みます（ボールが手元にない場合はタオルやクッションでも OK）。両手を開いて手の甲を床につけるようにします。アゴを引きながら上体を起こし、親指を外側にひねりながら肩甲骨を寄せます。⏱目安 5 秒×10回

お腹をへこませる

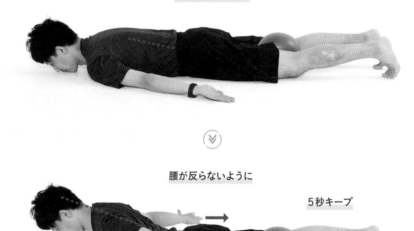

腰が反らないように

5秒キープ

アゴを引く

腕を遠くに伸ばす

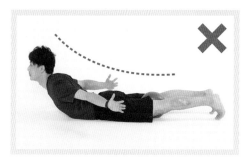

よくある間違ったやり方

腰を反らせてしまう

　このエクササイズは上体反らしではないのでカラダを反らせるのはNG！腰が反らないよう注意し、肩を下げて耳から遠ざけるようにして、肩甲骨を寄せることがポイントです。

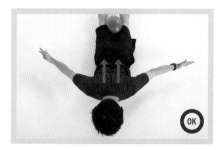

▲肩と耳を遠くに離して肩甲骨を寄せる

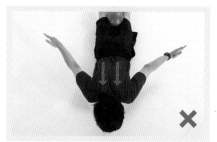

▲肩が上がって肩甲骨を寄せられない

Check ｜ エクササイズの難易度を下げる方法

＝肘を床につけておこなう

　エクササイズが難しい場合、まず、うつ伏せに寝て肘を床につけた姿勢から肩と耳を遠くに離すエクササイズをおこない、肩や首に力が入らないようにしていきましょう。上体を起こした時にアゴを軽く引き、頭から背骨を一直線にすることがポイントです。

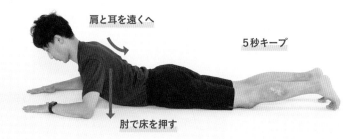

肩と耳を遠くへ

5秒キープ

肘で床を押す

ACTIVATION | 06

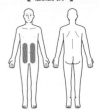

活性化させる場所

【 腹筋群 】

体幹を活性化させるエクササイズ③
プランク

【 やり方 】

うつ伏せになり、両肘を床につきます。お腹を床から離して頭から足首までを一直線にします。腰が反ったり、丸まったりしないようにします。ボールを足に挟んでおこなうと姿勢を意識しやすくなります。

🕐 目安 5 秒 × 10 回

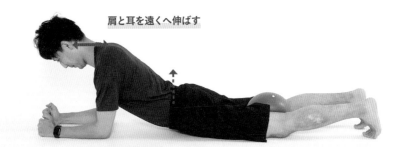

肩と耳を遠くへ伸ばす

お腹をへこませる

呼吸が止まらないように
5 秒間キープ

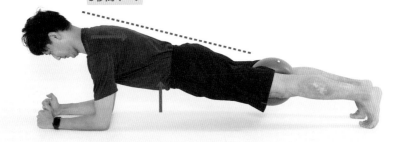

98

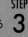
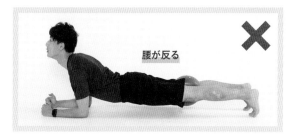

腰が反る

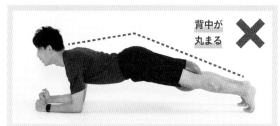

背中が丸まる

よくある間違ったやり方

腰が反る、
背中が丸まる

　腰が反ったり背中が丸まったりすると、体幹筋が使われずに肩や腰、太ももの筋肉を過剰に使ってしまいます。難しい場合は無理せず難易度を下げて正しくおこなえるようにしましょう。

Check | エクササイズの難易度を下げる方法
＝両膝を曲げておこなう

　このエクサイサイズが難しい場合、両膝を曲げて床につけておこなうことで、難易度を下げられます。通常のやり方と同じく、肩と耳の位置を遠ざけるようにして（肩に力が入ったり、お尻が上がったりしない）、頭から膝まで一直線になっていることを確認しておこないましょう。

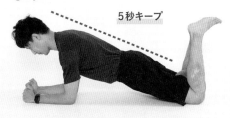

5秒キープ

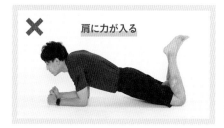

肩に力が入る

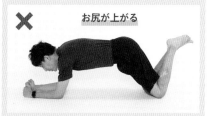

お尻が上がる

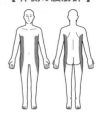

ACTIVATION | 07

体幹を活性化させるエクササイズ④
サイドプランク

【 やり方 】

横向きになり、肩の真下に肘をついて両膝は曲げてカラダ
を支えます。ここからお尻を持ち上げて、上側の手と足を
上げてキープします。🕐**目安５秒×10回（左右交互）**

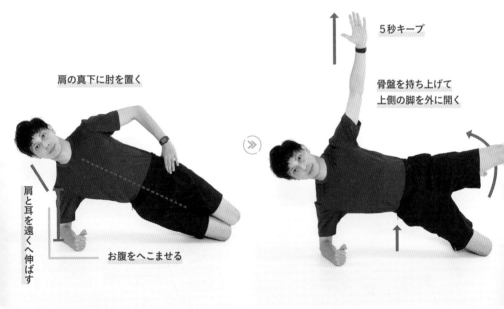

肩の真下に肘を置く

お腹をへこませる

肩と耳を遠くへ伸ばす

５秒キープ

骨盤を持ち上げて
上側の脚を外に開く

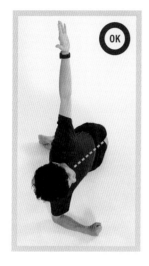
OK

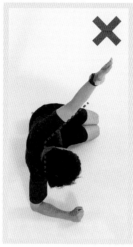
✕

よくある間違ったやり方

カラダが真っすぐにならない

　腰が反ったり背中が丸まったりすると体幹筋が使われずに太ももの外側の筋肉が使いやすい状態になります。頭から足先まで一直線になることを確認しながらおこないましょう。

Check ｜ エクササイズの難易度を下げる方法

＝足を下ろす

　このエクササイズが難しい場合、手を腰にあて、足を下げることで難易度を下げることができます。肩と耳を遠くに離して頭から膝まで一直線になっていることを確認しておこなっていきましょう。

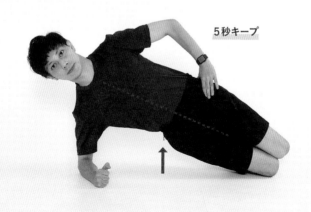
5秒キープ

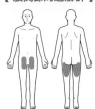

ACTIVATION | **08**

股関節周辺にある筋肉を
活性化させるエクササイズ

【 やり方 】

椅子に座り、股関節から折りたたむように前傾して両手で両足の甲をつかみます。太ももとお腹が離れないように椅子からお尻を離し、突き上げます。🕐**目安 5 秒×10回**

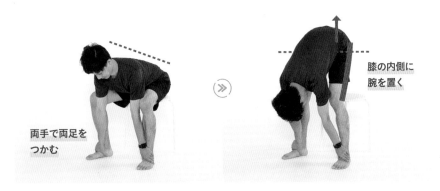

両手で両足を
つかむ

膝の内側に
腕を置く

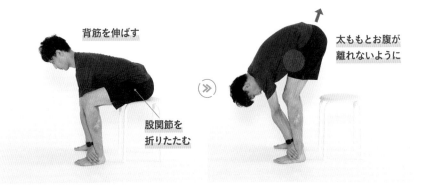

背筋を伸ばす

股関節を
折りたたむ

太ももとお腹が
離れないように

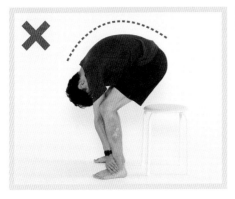

よくある間違ったやり方

お腹と太ももが離れ、背中が丸まる

　股関節が十分に折りたためていないとお腹と太ももが離れて背中が丸まってしまいます。このようなやり方でおこなうと腰を痛めてしまう原因にもつながるため、できない場合はエクサイサイズの難易度を下げておこないましょう。

Check | エクササイズの難易度を下げる方法
=四つ這いでおこなう

　うまく股関節が折りたためない場合は、四つ這いになり、床に手をついておこなうことで難易度を下げることができます。股関節からお尻を突き出し、股関節を折りたたむようにします。動作はゆっくり、かかととお尻と近づけるように動かします。

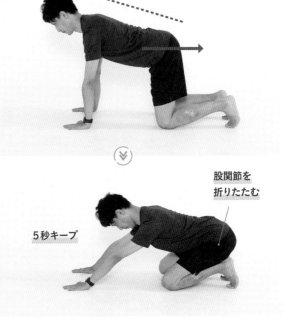

股関節を
折りたたむ

5秒キープ

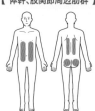

ACTIVATION | 09

体幹と股関節の筋肉を
活性化させるエクササイズ

【 やり方 】

膝立ちになり頭から膝までを一直線にします。片足を踏み出し、背筋を伸ばします。この時、重心は後ろ足に置くようにします。

🕐 目安5秒×10回（左右交互）

Point

頭から膝まで一直線

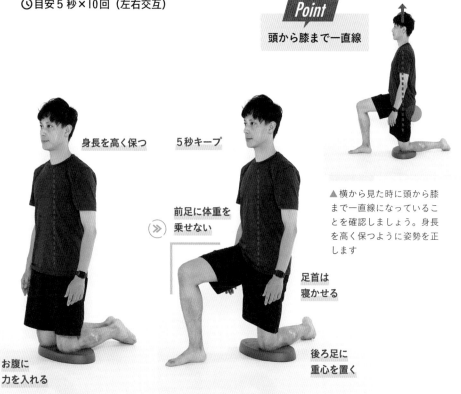

身長を高く保つ

5秒キープ

前足に体重を乗せない

足首は寝かせる

お腹に力を入れる

後ろ足に重心を置く

▲横から見た時に頭から膝まで一直線になっていることを確認しましょう。身長を高く保つように姿勢を正します

よくある間違ったやり方

姿勢が崩れる

姿勢は真っすぐ保つことが大事。前足に体重が乗ったり、カラダが後ろに傾いたり、左右にブレたりしないように注意しましょう。

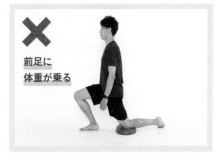

前足に
体重が乗る

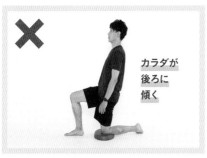

カラダが
後ろに
傾く

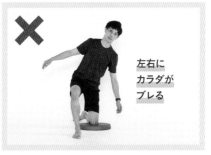

左右に
カラダが
ブレる

Check エクササイズの難易度を下げる方法
＝壁に手をついておこなう

エクササイズの感覚が得られない場合は、壁に両手をついて、カラダを支えながらおこなうことで難易度を下げることができます。頭から膝までを一直線にして、後足に重心を置くようにしましょう。後ろ足に重心を置くと、自動的にお尻の筋肉が活性化することを確認していきましょう。

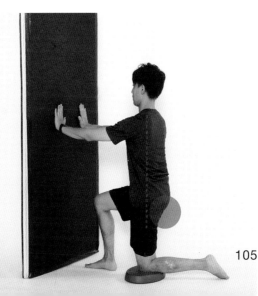

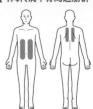

ACTIVATION | 10

体幹を活性化させ
背骨を伸ばすエクササイズ

【 やり方 】

壁に背中と腰をつけて、膝は軽く曲げて立ち、両手を
上げて肘を 90 度に保ちます。腰が反らないように両
手を頭上に滑らせます。🕐 目安 5 秒×10回

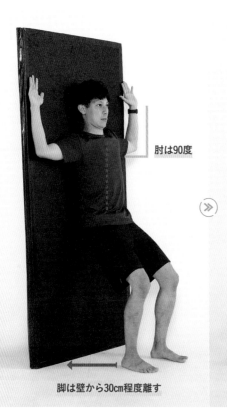

肘は90度

脚は壁から30cm程度離す

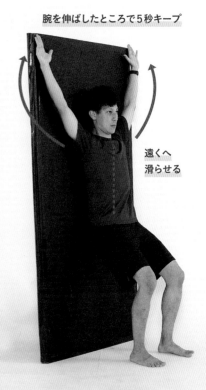

腕を伸ばしたところで5秒キープ

遠くへ
滑らせる

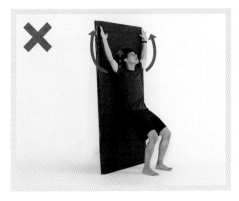

よくある間違ったやり方

肩が上がる、首に力が入る

　両手を頭上に伸ばした際に肩が上がってしまったり、首に力が入ってしまったりすると、背骨を伸ばすことができません。肩と耳を遠くに離してゆっくり両手を滑らせましょう。

Check ｜ エクササイズの難易度を下げる方法

＝仰向けでおこなう

　このエクササイズが難しい場合、仰向けでおこないます。膝を立てて、腰が反らないように両手で床を滑らせます。首に力が入ったり、アゴが上がったりしないように注意しながら、動作はゆっくりおこなっていきましょう。

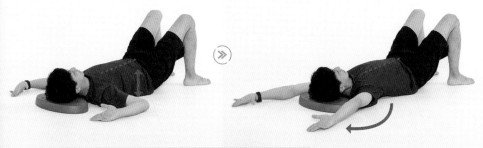

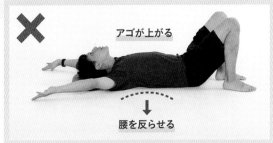

アゴが上がる

腰を反らせる

◀両手をスライドする際にアゴが上がったり、腰を反らせないように注意

107

柔軟性を向上したり筋肉を鍛えても痛みや不調は取れない！「筋肉」を鍛えるのではなく「神経」を鍛える。

ストレッチは柔軟性を高め関節の可動域を高めたり心身をリラックスさせる効果が期待できることから、最近では運動前後に限らず、カラダの調子を整える目的でおこなう方が増えてきました。

科学的に柔軟性が低下することでケガのリスクを高めてしまうことは認められています。しかし、実際に柔軟性が求められるヨガやバレエをおこなっている人でもケガをしてしまうケースはたくさんあり、ストレッチが痛みやケガを予防できるということは科学的に明らかにされていません。

私たちはカラダを動かす際、中枢神経と呼ばれる脳にある司令塔の器官が信号を出し、その信号が末梢神経を介して筋肉に伝達された時に初めて動作が引き起こされます。そして、動く速度やタイミング、力加減などを微調整しながらスムーズにカラダが動かせるように神経が私たちの動作をコントロールしています。

どれだけ柔軟性や筋力があったとしてもこの神経の連携がうまく取れてい

ないとスムーズにカラダを動かすことができません。このようにスムーズにカラダを動かせるためには、柔軟性を高めるだけではなく、神経を鍛えることも大切です。

実際にアクティベーションエクササイズをおこなってみてカラダに力が入りすぎていたり、過剰な努力感を感じてしまう場合は、まだ神経のコントロールができていない証拠。神経が鍛えられてると、エクササイズをおこなっていくことで努力感がなくなり、実施後に心地いい疲労感やカラダが軽くなったような感覚が得られます。

決して力んだり、無理しておこなうのではなく、難易度が高い場合は、無理をせずに難易度を下げる方法で試してみて、慣れてきたら通常エクササイズに戻し、段階的にエクササイズを進めていきましょう。やればやるほど動きが楽になれば神経が鍛えられている証拠です。筋肉を鍛える前に神経を鍛えてケガの予防だけではなく動きの質も高めていきましょう！

ムーブメント
MOVEMENT

動かす

硬くなった組織を緩めて伸ばし、う
まく使えていないところは活性化し
て働くようにスイッチを入れて、効
率よくカラダを使える状態にしまし
た。そこから正しい動きを身につけ
ることが大切です。この章では、正
しい動きを身につけるための全身運
動について説明していきます。

MOVEMENTの
基本ルール

全身を正しく使って動かすムーブメントエクササイズに入る前に、まずは基本のルールから紹介していきます。ここで紹介する基本の３つのルールに注意しながらおこなっていきましょう。

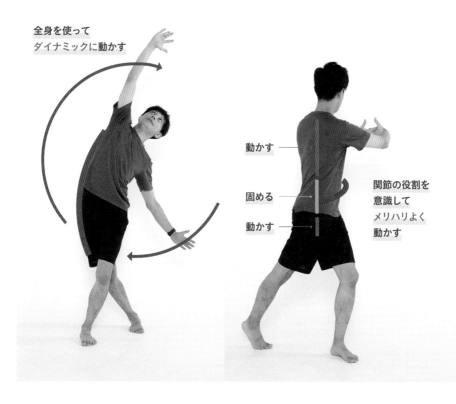

全身を使って
ダイナミックに動かす

動かす

固める

動かす

関節の役割を
意識して
メリハリよく
動かす

1 全身の関節を使って ダイナミックに動かす

基本ルール

この章では全身を使って正しく動かすストレッチをおこないます。呼吸が止まらないように注意しながら全身の関節を使って大きく動かしましょう！

2 動きに対してメリハリをつけて カラダを動かす

基本ルール

関節には「動かすべきところ」と「固めるべきところ」の2つの役割があります。その役割は部位によって異なりますが、基本的にその役割を理解してメリハリのある動きを意識して、動きの質を上げていきましょう。

3 動きに慣れてきたら テンポよく動かす

基本ルール

余裕が出てきたら動きをテンポよくおこないましょう。テンポよくおこなうことで心肺機能や神経系の働きが向上し、カラダをスムーズに動かしやすくなることが期待できます。

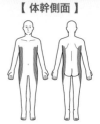

MOVEMENT | 01

カラダの側面の動きを
高めるストレッチ

【 やり方 】

両足を肩幅くらいに開いて立ち、足を斜め後ろに出して体
側を斜め後ろに伸ばしていきます。その姿勢を5秒キープ
します。これを左右交互に10回おこないましょう。

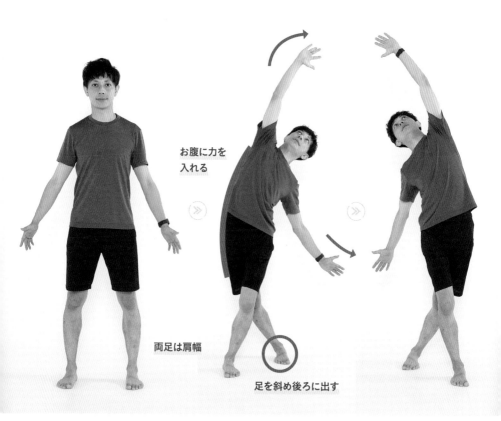

お腹に力を
入れる

両足は肩幅

足を斜め後ろに出す

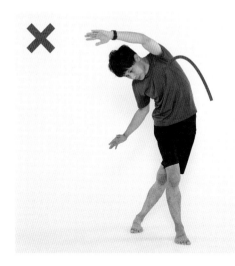

肘が曲がる、上体が前に倒れる

体側を伸ばした際に上体が前に倒れないように注意します。肘が曲がらないように腕を伸ばすことがポイントです。

Point

大きなハンドルを回すイメージで体側を伸ばす

みぞおちを支点にして大きなハンドルを回すようなイメージで動かすと、より効果的に体側を伸ばすことができます。呼吸が止まらないように注意しながらゆっくり大きくストレッチをおこなっていきましょう！

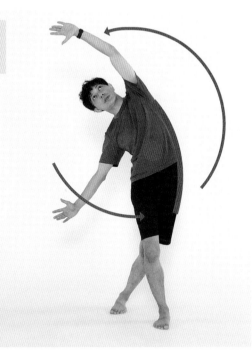

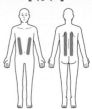

MOVEMENT | 02

カラダをひねって
動かすストレッチ

【 やり方 】

両足を肩幅に開いて立ち、両手を胸の前で抱える姿勢をとります。
そこから大きく円を描くようにカラダをねじります。ねじったら
5秒キープし、左右交互に10回おこないましょう。

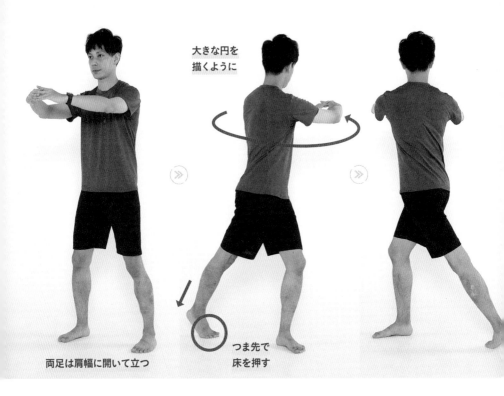

大きな円を
描くように

両足は肩幅に開いて立つ

つま先で
床を押す

114

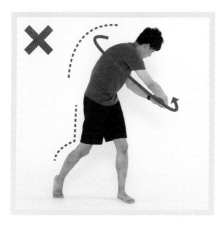

よくある間違ったやり方

背中が丸まり、上体が前に倒れる

　カラダをねじった際に背中が丸まらないように注意します。またカラダをねじる方向と反対側の膝が曲がらないように足を伸ばすことがポイントです。

Point

大きな円を描くイメージで

　姿勢を正して、胸の前で手を抱え、大きな円を描くようなイメージで動かすとより効果的に筋肉を伸ばすことができます。呼吸が止まらないように注意しながらゆっくり大きくストレッチをおこなっていきましょう！

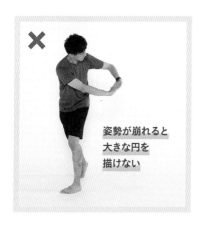

姿勢が崩れると
大きな円を
描けない

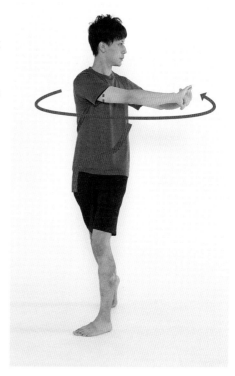

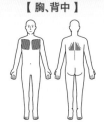

MOVEMENT | 03

肩甲骨を動かす
ストレッチ

【 やり方 】

両足を肩幅に広げて立ち、両手を胸の前で抱えて、背中を丸
めます。この姿勢から腰が反らないように両手を広げて肩甲
骨を寄せて5秒キープします。これを10回おこないましょう。

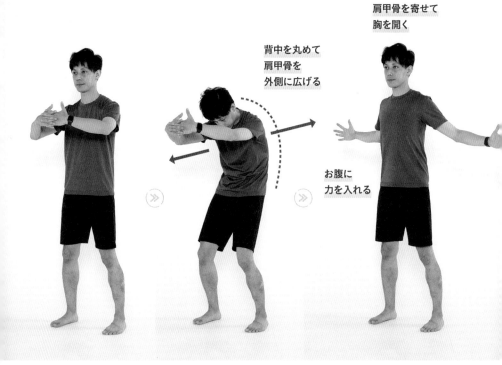

背中を丸めて
肩甲骨を
外側に広げる

肩甲骨を寄せて
胸を開く

お腹に
力を入れる

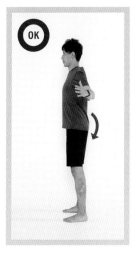

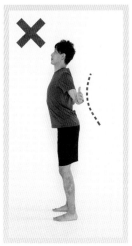

よくある間違ったやり方

肩甲骨を寄せた際に腰を反る

　肩甲骨をギュッと寄せた時に腰が反ってしまうのは NG！お尻の筋肉をキュッと締めて腰が反らないように肩甲骨を動かしましょう。

Point

背骨から肩甲骨を離すイメージで

　両手を組んで背中を丸めた際、背骨を肩甲骨から離すように動かすと肩甲骨が外側に開きます。その状態からお尻をギュッと締めて腰が反らないように肩甲骨を寄せることで、胸まわりの筋肉がストレッチされます。肩がすくまないように注意しながらおこないましょう！

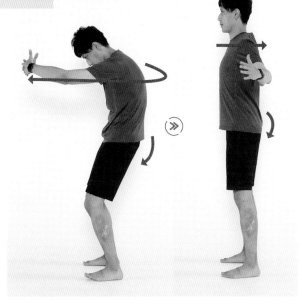

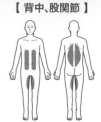

MOVEMENT | 04

しゃがんで伸ばす
ストレッチ

【 やり方 】

両足を肩幅よりも広くして立ち、両手を伸ばしてカラダを
反らせます。続いて股関節を折りたたみながらしゃがみ込
み、5秒キープします。これを 10 回おこないましょう。

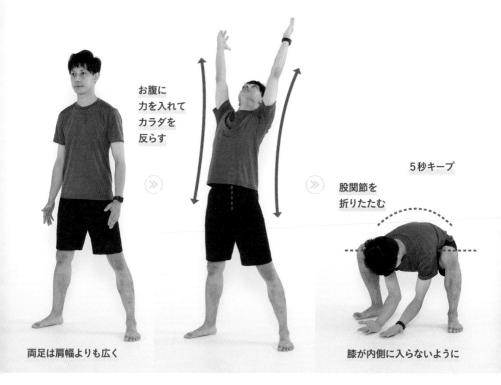

お腹に
力を入れて
カラダを
反らす

5秒キープ

股関節を
折りたたむ

両足は肩幅よりも広く

膝が内側に入らないように

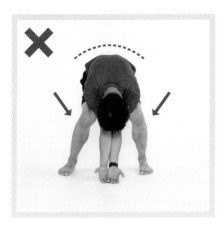

膝が内側に入って 背中が丸まる

しゃがんだ際に両膝が内側に入ってしまうのは NG ！

股関節が十分に折りたたむことができず背中が丸まってしまいやすくなります。

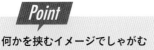

Point

何かを挟むイメージでしゃがむ

膝が内側に入らないように両膝と足の指先を外側に向けて、股関節を折りたたむようにしゃがみ込みましょう。この際、股関節にタオルなどを何か挟むようなイメージでおこなうことで内ももの筋肉や股関節がストレッチされ、動きが良くなります。

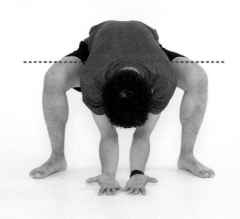

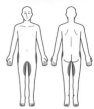

【 股関節 】

MOVEMENT | 05

左右に重心を移動するストレッチ

【 やり方 】

両足を肩幅よりも広めにして立ちます。重心を片側へ移動し、反対側の手でつま先に触れます。つま先を触れた姿勢で5秒キープ。反対側に重心移動して5秒キープ。この動作を左右10回おこないましょう。

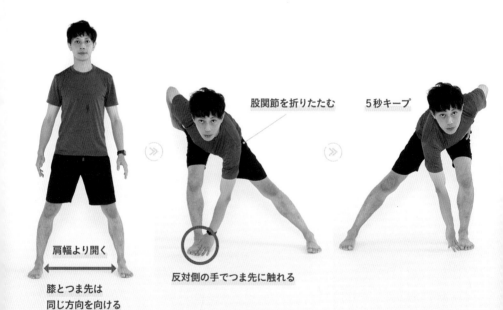

肩幅より開く

膝とつま先は同じ方向を向ける

股関節を折りたたむ

反対側の手でつま先に触れる

5秒キープ

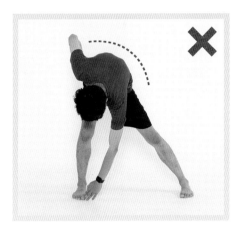

よくある間違ったやり方

背中が丸まり
上体が前に倒れる

　上体が前に倒れて背中が丸まらないように注意します。目線は前を向いて背筋をしっかり伸ばすことがポイントです。

Point

スケート選手のようなイメージで
『背中を丸めずに重心を左右に移動させる』

　カラダを前に倒すとき、顔は前を向いてスケート選手のようなイメージで股関節から折りたたみ、背筋を伸ばしましょう。

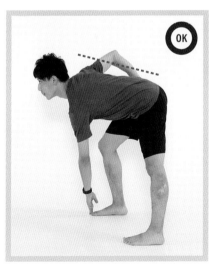

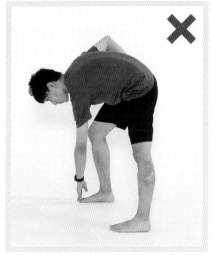

【 体幹、太もも前面 】

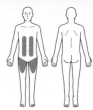

MOVEMENT | 06

太もも前面の動きを 高めるストレッチ

【 やり方 】

立ち姿勢から軽く膝を曲げて片手で足をつかみます。反対側の手を頭上に伸ばし、お尻とかかとを近づけてバランスをとります。この姿勢で5秒キープ。左右交互に10回おこないましょう。

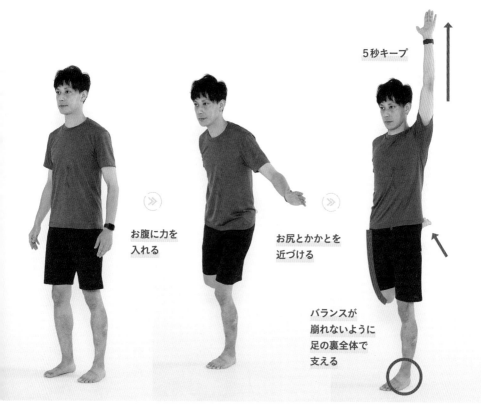

5秒キープ

お腹に力を
入れる

お尻とかかとを
近づける

バランスが
崩れないように
足の裏全体で
支える

バランスが崩れて
膝が外側に開く

膝が外側に開いてしまうと太ももの前面の筋肉が効率よく伸びません。バランスが崩れてしまう場合は椅子などを支えにしておこないましょう。

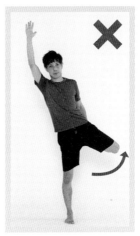

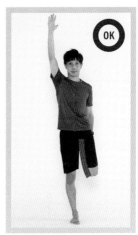

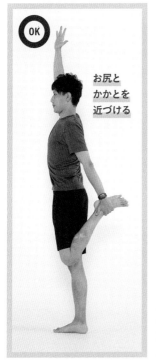

お尻とかかとを近づける

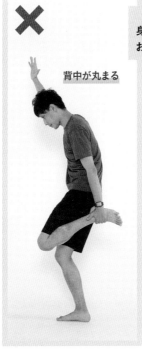

背中が丸まる

Point

**身長を高く保つイメージで
お尻とかかとを近づける**

バランスが崩れないように注意しながら片手を頭上方向に伸ばして身長を高く保つように動かすことでより太もも前面の筋肉がストレッチされます。お尻をギュッと締めてお尻とかかとを近づけることでより太もも前面の筋肉をストレッチすることができます。

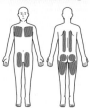

MOVEMENT | 07

背骨と股関節の動きを
高めるストレッチ

【 やり方 】

立ち姿勢から片足を後ろに踏み出し、股関節を折りたたみます。背骨を
ひねって腕を天井方向に向けて上体を回旋させます。元の位置に戻し、
お尻を突き出します。各動きを5秒キープし、左右交互に3回ずつおこ
ないましょう。

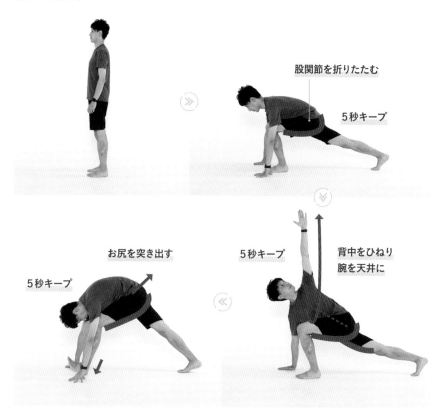

股関節を折りたたむ

5秒キープ

お尻を突き出す

5秒キープ

5秒キープ

背中をひねり
腕を天井に

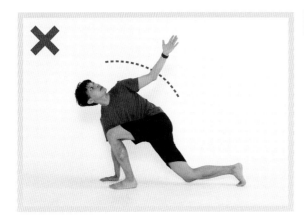

膝が伸びず、
背中が丸まる

　ストレッチをおこなう際、背中が丸まってしまうのはNG！ 後ろ足の膝をしっかり伸ばしてストレッチすることで前足の股関節まわりの筋肉をしっかり伸ばすことができます。

Point
背骨を軸に上体をひねる

　背骨を軸にして上体をひねりましょう。上体をひねる際、片手で床を押すことで背骨がよりストレッチされます。

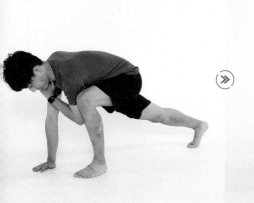

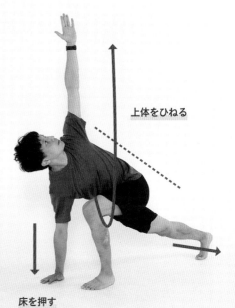

上体をひねる

床を押す

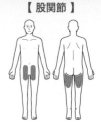

MOVEMENT | 08

股関節の動きを高めるストレッチ

【 やり方 】

両足を肩幅よりも広めにして立ち、両手を上げます。背中を真っすぐにしたまま股関節を折りたたむように上体を前方に倒します。前方に倒した姿勢で5秒キープ。これを10回おこないましょう。

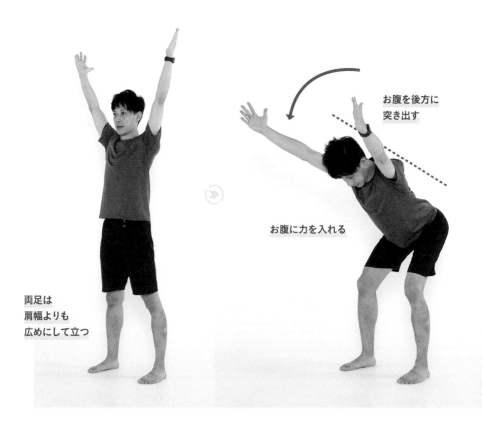

お腹を後方に突き出す

お腹に力を入れる

両足は肩幅よりも広めにして立つ

126

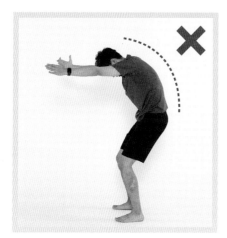

よくある間違ったやり方

背中が丸まる

上体を前方に倒した際に、背中が丸まらないように注意しましょう。背中が丸まってしまうと、股関節の筋肉を使えず、太もも裏側の筋肉もうまく伸びません。

Point

お尻を後方に引くイメージで腕を伸ばす

上体を前方に傾けた際に背骨を真っすぐにして腕と耳のラインを一直線にしましょう。お尻を後ろに引くイメージで、手とお尻を遠くに離しながら股関節を折りたたみましょう。かかと重心にならないように注意しましょう。

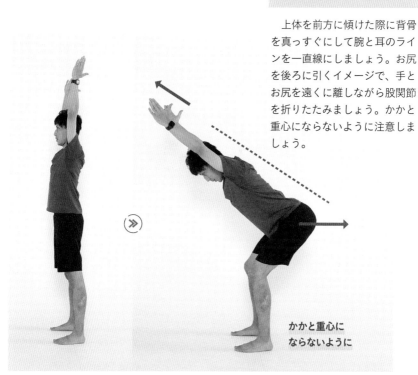

かかと重心に
ならないように

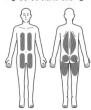

MOVEMENT | 09

股関節後面の動きを高めるストレッチ

【 やり方 】

両手を真っすぐ横に伸ばして立ちます。バランスをとりながら
上体を前に傾け、片足を後ろに伸ばして、片足立ちになって5
秒キープします。これを左右交互に10回おこないましょう。

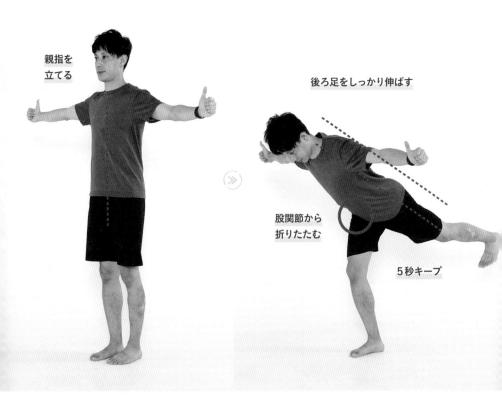

親指を
立てる

後ろ足をしっかり伸ばす

股関節から
折りたたむ

5秒キープ

よくある間違ったやり方 背中が丸まる、カラダが傾く

上体を前に傾けた際に、背中が丸まったり、後足の膝が曲がってしまうと股関節後面の筋肉を十分に伸ばすことができません。また、カラダが傾いてしまう場合は、椅子や壁を支えにおこないましょう。

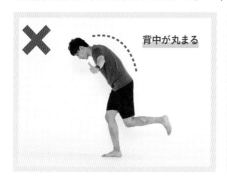

背中が丸まる

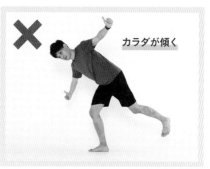

カラダが傾く

Point

頭からかかとまで一直線

頭からかかとまで一直線になるように意識し、遠くに伸ばすようなイメージでおこなうことがポイント！ 親指を天井に向けることで肩甲骨が締まり、背中が丸まってしまうことを防ぎます。

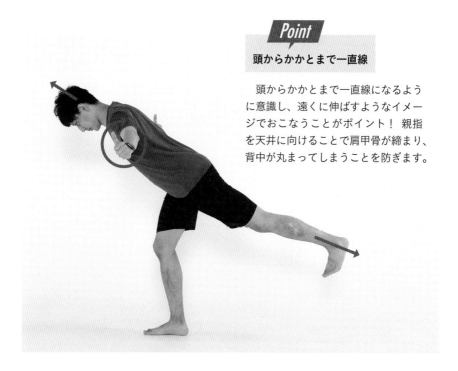

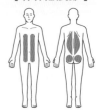

MOVEMENT | 10

片足の動きを高める ストレッチ

【 やり方 】

両足を肩幅の広さで立ち、軽くしゃがみ、片足を曲げて両手で膝を
抱えます。片足でバランスをとり、膝を胸のほうに引き寄せます。
この姿勢で5秒キープします。左右交互に 10 回おこないましょう。

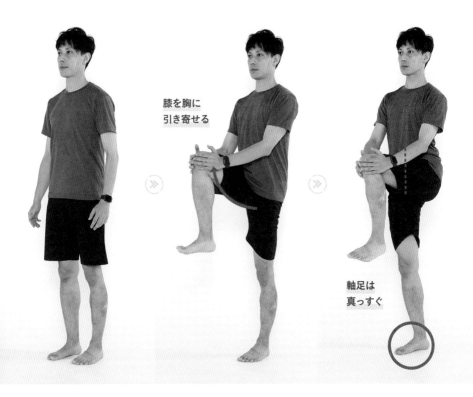

膝を胸に
引き寄せる

軸足は
真っすぐ

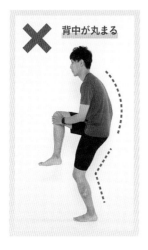

× 背中が丸まる

× 後傾する

よくある間違ったやり方

背中が丸まる、カラダが後傾する

　動作時に背中が丸まってしまったり軸足の膝が曲がったりしてしまわないように注意します。カラダは後傾せず真っすぐに。

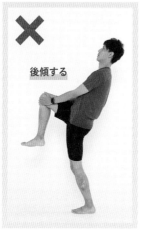

Point

軸足のお尻で支える

　身長を3cm引き上げるように意識することで背筋が伸びます。頭と足を遠くに伸ばすことで軸足のお尻で体重を乗せるように意識しましょう。

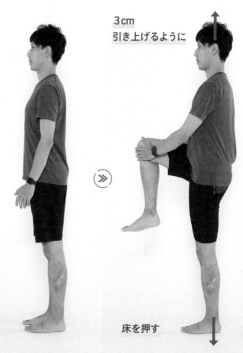

3cm
引き上げるように

体重を乗せるように意識する

床を押す

131

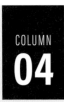

まずは整った正しい状態をつくること。
しかし、大切なのは
「整った」状態で「鍛える」こと！

この章で紹介したムーブメントの目的は「正しい動作を獲得するための準備をする」ことです。しかし、実際はこういった準備を怠って筋トレやランニング、スポーツなどを始めがちです。

このように「鍛える」前に「整える」ということは非常に大切で、整った正しい状態であれば筋肉や関節、神経系がこれらの動きに適応してより効率の良い反応を生み、運動効率が高まります。

運動する目的が仮に体力を向上させることや姿勢を改善させること、姿勢や痛みを改善したり、カラダを引き締めたりすることだったとしても同じです。

そして、運動効果をより高めるためには「整った状態」で「鍛える」ということが一番大切です。その理由は、カラダを整えたからと言っても、そこからさらに負荷を高めた時にカラダが対応できることが必要になるからです。

たとえば、1〜10の能力があったとして、1〜5の範囲しか使えていないのであればそれを1〜10にすることが「緩める」や「伸ばす」ということ。そして1〜10を上手にコントロールできる力を獲得することが「活性化させる」ということ。さらにそこから1〜10の能力をしっかり保つのが「動かす」ことだとしたら、10をより強くするのが鍛えるということになります。

このようにまず、1〜10の能力をしっかり保てるように、「緩める」「伸ばす」「活性化させる」「動かす」ことでより良い状態を整える。そして、整った状態で「鍛える」ということが重要です。

多くの人が「鍛える」ことから始めてしまいますが、正しく鍛えるために整えるということが、運動効果を高めるうえでとても重要な考え方です。

本書では運動に取り組む前にカラダを整えることから構成されています。自分に合ったエクササイズを実践して、カラダが整ったのであれば、その状態でそれぞれの目的を達成するための運動をおこなってみてください。

STEP

5

目的別
運動プログラム

この章では、最初の章で紹介した4つのセルフチェックを基に、あなたに合った個別のプログラムを作成し紹介していきます。エクササイズプログラムは、レベル1〜3まであり、最短で4週間かけて段階的に実践できるように構成されています。まずは4つのセルフチェックから実施してみてください。

エクササイズプログラムの実施方法について

1 まずは4つのセルフチェックを実際におこなってみましょう！（P26〜参照）セルフチェックはそれぞれ目的となる基本動作ができるかどうかを確認する1stチェックと、その動作ができない場合、ある条件や難易度を変更した時に動作ができるかどうかを確認する2ndチェックに分かれています。

2 セルフチェック01の1stチェックが「できる」場合、次のセルフチェック02に進みます。もしも、「できない」場合、2ndチェックに進み、指示された動作が「できた」あるいは「できなかった」場合はそれぞれ該当する結果に進み、その理由とエクササイズプログラムを確認してみてください。

3 結果がわかった時点でその結果に基づくエクササイズプログラムを実施してください。カラダの現状や問題点を詳しく知りたいという方は4つのセルフチェックをすべておこない、その中でももっとも大きな問題のあった結果からエクササイズプログラムに取りかかってみてください。

Self-Check
01
かがむ

1st Check

できる ▶ Self-Check **02** へ進む

できない ▶ 2nd Check へ

2nd Check

できる 　結果 **01**

体幹の機能が低下している可能性あり

できない 　結果 **02**

後面の筋肉が硬くなっている可能性あり

Self-Check 02 上げる／伸ばす

1st Check

できる ▶ Self-Check 03 へ進む
できない ▶ 2nd Check へ

2nd Check

できる 結果 03
体幹機能や股関節まわりの筋肉がうまく使えていない可能性あり

できない 結果 04
股関節前面および後面の柔軟性が低下している可能性あり

Self-Check 03 ひねる

1st Check

できる ▶ Self-Check 04 へ進む
できない ▶ 2nd Check へ

2nd Check

できる 結果 05
姿勢を維持する筋肉が機能していない可能性あり

できない 結果 06
背骨の柔軟性や背中・胸まわりの筋肉が硬くなっている可能性あり

Self-Check 04 しゃがむ

1st Check

できる カラダの問題はなさそう。動きの質を高めて正しくカラダを動かしましょう 結果 09
できない ▶ 2nd Check へ

2nd Check

できる 結果 07
体幹の機能や全身の動きをコントロールする力が低下している可能性あり

できない 結果 08
足首の柔軟性が低下している可能性あり

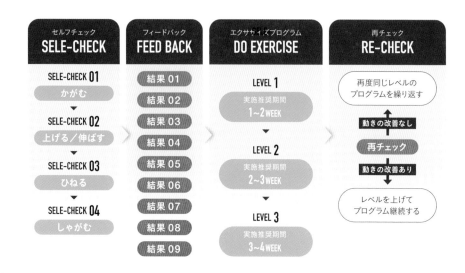

1 エクササイズプログラムはレベル1〜3まで段階を分けており、最短で4週間かけておこなうように構成されています。各レベルで重複するエクササイズもありますが、各レベルのエクササイズは3〜4種目、時間は10〜15分程度です。無理のない範囲で隙間時間に毎日チャレンジしてみてください（毎日実践しなくても動きの変化を感じることができますが、毎日繰り返して実践していただくことでより動きの改善が実感することができます）。

2 エクササイズ実施後に再度セルフチェックをおこない、動きの改善があったかどうか確認してください。改善が認められた場合、レベルの段階を上げてエクササイズプログラムを継続していきます。もしも、動きの改善が認められなかった場合は再度同じプログラムを継続し、動きの改善があったかどうか確認していきましょう。

3 すべてのエクササイズプログラムが終了した後、改めて4つのセルフチェックをおこない、はじめにおこなったときの動きと比べて改善されているかどうか確認してみてください。

結果 01

体幹の機能が
低下している可能性あり

解説 1stチェックで「できない」が、2ndチェックで「できた」場合、体幹の機能が低下している可能性が考えられます。前屈をする際には、お尻を後ろに突き出し、股関節からカラダを折りたたむ動きが必要です。この動きには、太ももの裏側とお尻の筋肉の柔軟性と、体幹の剛性（お腹まわりの筋肉が活性化された状態）が適切に機能することが重要です。2回目のチェックで成功した場合、柔軟性を向上させるよりも体幹機能を強化することで、股関節が折りたたみやすくなり、前屈動作が改善されます。そのため、エクササイズプログラムでは、体幹を活性化するアクティベーションのエクササイズを中心に取り入れ、体幹が活性化した状態で全身を動かせるように、段階的に進めていきましょう。

LEVEL 1 1〜2week

体幹を活性化させるエクササイズ① 仰向け `P88`

股関節の付け根の筋肉を
活性化させるエクササイズ `P90`

股関節周辺にある筋肉を
活性化させるエクササイズ `P102`

LEVEL 2 2〜3week

体幹を活性化させるエクササイズ② 四つ這い `P94`

体幹を活性化させるエクササイズ③ プランク `P98`

股関節周辺にある筋肉を
活性化させるエクササイズ `P102`

LEVEL 3 3〜4week

しゃがんで伸ばすストレッチ `P118`

背骨と股関節の動きを高めるストレッチ `P124`

股関節後面の動きを高めるストレッチ `P128`

結果 02

後面の筋肉が
硬くなっている可能性あり

解説 1stチェックと2ndのチェックの両方で「できない」場合、後面の筋肉が硬くなっている可能性が考えられます。これは、前屈時に必要な柔軟性が低下していることを意味します。後面の筋肉は筋膜でつながっているとされているため、まずは背中（脊柱起立筋群）、お尻（大殿筋）、太もも裏側（ハムストリングス）、ふくらはぎ（腓腹筋・ヒラメ筋）、足の裏側（足底腱膜）の筋肉をしっかりとリリースすることから始めましょう。動きに慣れてきたら、リリースとストレッチを組み合わせて実施します。最終的には、全身をゆっくりと大きく動かしながら、エクササイズの段階を徐々に上げていきましょう。

LEVEL 1 1〜2week

太もも裏側の筋肉のセルフリリース `P46`

ふくらはぎの筋肉のセルフリリース `P50`

腰背の筋肉のセルフリリース `P52`

LEVEL 2 2〜3week

背骨の動きを高めるストレッチ①
（丸める・反らす） `P68`

太もも裏側の筋肉を伸ばすストレッチ `P74`

お尻の筋肉を伸ばすストレッチ `P76`

ふくらはぎの筋肉を伸ばすストレッチ `P80` `P82`

LEVEL 3 3〜4week

体幹を活性化させるエクササイズ① 仰向け `P88`

股関節周辺にある筋肉を
活性化させるエクササイズ `P102`

股関節後面の動きを高めるストレッチ `P128`

137

結果 03

体幹機能や
股関節まわりの筋肉が
うまく使えていない可能性あり

解説 1stチェックで「できない」が、2ndチェックで「できた」場合は、体幹機能や股関節周辺の筋肉の使用が十分でない可能性があります。片足立ちをする際には、体幹や支持する足の股関節周辺の筋肉が適切に機能することで、バランスを保ち立つことができます。2ndチェックでは重力の影響を受けずに片足立ちの姿勢を保つことができる十分な柔軟性があるかを確認しており、この動きが「できる」場合、柔軟性の問題ではなく、片足で支える筋肉が十分に機能していない可能性があることを示しています。そのため、この結果を受けて、体幹や股関節周辺の筋肉を活性化するアクティベーションのエクササイズを中心におこないましょう。

結果 04

股関節前面および
後面の柔軟性が
低下している可能性あり

解説 1stチェックと2ndのチェックの両方で「できない」場合、股関節の前面および後面の柔軟性が低下している可能性が考えられます。この結果では股関節周辺の柔軟性が低下しているため、片足立ちをおこなうことが難しい可能性が高く、まずは股関節まわりの柔軟性を向上させることが優先されます。エクササイズプログラムでは、股関節の前面の筋肉やお尻まわりの筋肉の柔軟性を獲得することから始めてみましょう。柔軟性が向上したら、体幹や股関節周辺の筋肉を活性化するエクササイズを組み合わせて実施し、最終的にはバランスを保ちながら全身をゆっくりと大きく動かすエクササイズにチャレンジしてみましょう。

結果 05

姿勢を維持する筋肉が
機能していない可能性あり

解説 1stチェックで「できない」が、2ndチェックで「できた」場合、姿勢を維持する筋肉が機能していない可能性が考えられます。この結果では背骨を正しく動かせるかどうかを確認しています。両腕を頭上に伸ばした時に、アゴが上がったり、腰が反ったりせずに、腕が床と平行に下がる場合は、背骨の柔軟性の問題ではなく、筋肉の支持やコントロールの問題が考えられます。この結果を踏まえて、まずは脊柱の動きを向上させるストレッチや次に姿勢を維持する筋肉を活性化するアクティベーションのエクササイズを中心におこなっていきましょう。エクササイズに慣れてきたら、肩甲骨まわりをしっかり使う全身運動にチャレンジしてみてください。

LEVEL **1** 1〜2week	
背骨の動きを高めるストレッチ②ひねる	P70
体幹を活性化させるエクササイズ①仰向け	P88
肩甲骨周辺の筋肉を活性化させるエクササイズ	P96

LEVEL **2** 2〜3week	
体幹を活性化させるエクササイズ②四つ這い	P94
肩甲骨周辺の筋肉を活性化させるエクササイズ	P96
背骨と股関節の動きを高めるストレッチ	P124

LEVEL **3** 3〜4week	
カラダの側面の動きを高めるストレッチ	P112
カラダをひねって動かすストレッチ	P114
肩甲骨を動かすストレッチ	P116
背骨と股関節の動きを高めるストレッチ	P124

結果 06

背骨の柔軟性や
背中・胸まわりの筋肉が
硬くなっている可能性あり

解説 1stチェックと2ndのチェックの両方で「できない」場合、胸椎の柔軟性が低下しており、背中や胸まわりの筋肉が硬くなっている可能性が考えられます。この場合、脊柱の動きや胸や背中の筋肉の硬さが問題になっている可能性が高く、背骨まわりの動きや筋肉の柔軟性を向上するエクササイズから始めてみましょう。柔軟性が向上できれば、体幹や肩甲骨まわりの筋肉を活性化するエクササイズを組み合わせて実施し、上半身を中心に全身をゆっくりと大きく動かすエクササイズにチャレンジしてみましょう。

LEVEL **1** 1〜2week	
腰背の筋肉のセルフリリース	P52
背中の筋肉のセルフリリース	P54
胸の筋肉のセルフリリース	P56

LEVEL **2** 2〜3week	
背骨の動きを高めるストレッチ①（丸める・反らす）	P68
背骨の動きを高めるストレッチ②（ひねる）	P70
体幹を活性化させ背骨を伸ばすエクササイズ	P106

LEVEL **3** 3〜4week	
肩甲骨周辺の筋肉を活性化させるエクササイズ	P96
肩甲骨を動かすストレッチ	P116
背骨と股関節の動きを高めるストレッチ	P124

結果
07

体幹の機能や全身の
動きをコントロールする力が
低下している可能性あり

解説 1stチェックで「できない」が、2ndチェックで「できた」場合、体幹の機能や全身の動きのコントロール力が低下している可能性が考えられます。2ndチェックでは主に足首の柔軟性を評価しており、足首の柔軟性が低下していると深くしゃがみ込むことができません。しかし、このチェックが「できた」場合、足首の柔軟性に問題はないことが考えられます。そのため、足首の柔軟性ではなく、体幹を安定させて股関節を折りたたむ能力の低下が考えられます。これらを獲得し向上することを目的としたエクササイズをおこなっていきましょう。エクササイズに慣れてきたら、全身を動かすエクササイズにチャレンジしてみましょう。

LEVEL 1 1〜2week
体幹を活性化させるエクササイズ① 仰向け `P88`
体幹を活性化させるエクササイズ② 四つ這い `P94`
股関節周辺にある筋肉を
活性化させるエクササイズ `P102`

LEVEL 2 2〜3week
体幹を活性化させるエクササイズ③ プランク `P98`
体幹を活性化させるエクササイズ④ サイドプランク `P100`
股関節周辺にある筋肉を
活性化させるエクササイズ `P102`

LEVEL 3 3〜4week
しゃがんで伸ばすストレッチ `P118`
背骨と股関節の動きを高めるストレッチ `P124`
股関節の動きを高めるストレッチ `P126`

結果
08

足首の柔軟性が
低下している可能性あり

解説 1stチェックと2ndのチェックの両方で「できない」場合、足首の柔軟性が低下している可能性が考えられます。この結果ではふくらはぎ、足の裏側の筋肉が硬くなっている可能性が高く、しゃがみ込み動作が十分にできない可能性があります。もしも、セルフチェック01（かがむ）やセルフチェック02（上げる／伸ばす）で1stチェックと2ndのチェックの両方で「できない」場合、足首の柔軟性だけでなく股関節まわりなど下半身の柔軟性が低下している可能性があるため、その場合は「結果02」や「結果04」のプログラムからチャレンジしましょう。そうではない場合、足首まわりの筋肉を緩め、ストレッチを組み合わせて柔軟性をさらに向上させましょう。

LEVEL 1 1〜2week
ふくらはぎの筋肉のセルフリリース `P50`
足の裏側の筋肉のセルフリリース `P58`
ふくらはぎの筋肉を伸ばすストレッチ①（表層）`P80`
ふくらはぎの筋肉を伸ばすストレッチ②（深層）`P82`

LEVEL 2 2〜3week
ふくらはぎの筋肉を伸ばすストレッチ①（表層）`P80`
ふくらはぎの筋肉を伸ばすストレッチ②（深層）`P82`
背骨と股関節の動きを高めるストレッチ `P124`

LEVEL 3 3〜4week
しゃがんで伸ばすストレッチ `P118`
左右に重心を移動するストレッチ `P120`
背骨と股関節の動きを高めるストレッチ `P124`

結果
09

カラダの問題はなさそう！
動きの質を高めて正しく
カラダを動かしましょう！

解説 4つのセルフチェックのうち、すべての
1stのチェックで「できる」場合、柔軟性
の質やカラダをコントロールする能力など、大きな
カラダの問題はありません。しかし、それだけで安
易に運動を始めると、カラダのどこかを痛めたり、
ケガをする可能性があり油断はできません。このよ
うな結果の場合は、STEP4で紹介しているムーブ
メントエクササイズに積極的に取り組みましょう。
全身の筋肉や関節をダイナミックに動かすストレッ
チを中心に、はじめは動きに慣れるため丁寧におこ
ない、動きに慣れてきたらテンポを上げて実施して
みてください。

目的別運動プログラムの *Point*

● カラダの問題点を知り、必要なエクササイズを知る

● 問題改善に必要なエクササイズを最短4週間実施

● 再度セルフチェックで問題が改善されたかを確認

● 継続は力なり！ コツコツ続けよう！

運動で得られることはたくさん。「健康になる」から「健康を維持する」時代へ

本書を最後まで読み進めていただきありがとうございました。この本を通じてたくさんの方が運動を始める前にまず自分のカラダの状態を確認し、自分に合った運動方法で無理なく効率的におこなうきっかけにつながれば本書の目的は達成されました。

近年、健康への感心が高く、屋外でのランニングやジム通いなど運動を始める方が増えてきました。そして何よりも新型コロナウイルス感染症によって多くの方が今までの生活様式を見直し、健康に対する意識が変わったり、改めて運動習慣を持とうと感じた方も多いはずです。「運動は唯一副作用のない薬」とも言われています。しかし、いくら副作用のない薬だと言っても自分に合っていない薬を選択したり、適切ではない量を摂取してしまうと、痛みやカラダの不調を招くリスクが高くなることと同じように期待できる運動効果も半減してしまいます。

運動をおこなうことで得られることはたくさんあります。しかし、本当に大切なことは運動を通じて目的を達成することではなく、理想の状態を維持するということです。たとえば、ダイエットをおこなう一番の目的は「痩せること」ですが、本当に理想的なのはダイエットに成功した後も体重が元に戻らないように理想の体重を維持し続けるカラダづくりをおこなうことです。

また、肩こりや腰痛などに代表される慢性的な痛みは、痛みの根本を「治すこと」かもしれませんが、そもそも肩こり・腰痛にならないカラダづくりをおこなうということが大切です。

このように運動を通じて何かを得て「健康になる」ということは大切ですが、これからは「健康な状態を維持する」ということがとても大切な価値観に変わっていくと信じています。

本書がこれから運動を始める方にとって良い状態を維持できるための入り口になることを心より願っています。

澤渡知宏

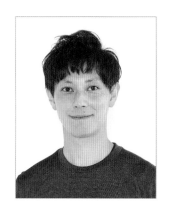

著者・**澤渡知宏**（さわたり・ともひろ）

理学療法士。コンディショニングジムでのトレーナー経験を経て現在、都内にある整形外科クリニックで勤務。「姿勢と動作」に着目し、一般の方を中心に治療から予防まで一貫したサービスを提供している。

執筆協力・**三木貴弘**（みき・たかひろ）

理学療法士。オーストラリア留学、整形外科領域での経験を経て、現在はヘルステック企業にて研究と事業開発に従事。運動器疾患、スポーツ疾患を中心に多数の国際論文や専門書を執筆。

運動を始める人が最初に読むストレッチの教科書

カラダを整える
セルフケアストレッチ&エクササイズ

2024年2月28日　第1版第1刷発行

著　者　澤渡知宏
発行人　池田哲雄
発行所　株式会社ベースボール・マガジン社
　　　　〒103-8482 東京都中央区日本橋浜町2-61-9
　　　　　　　　TIE 浜町ビル

　　　　電　話　03-5643-3930（販売部）
　　　　　　　　　03-5643-3885（出版部）
　　　　振替口座　00180-6-46620
　　　　https://www.bbm-japan.com/

印刷・製本／共同印刷株式会社

©Tomohiro Sawatari 2024
Printed in Japan
ISBN 978-4-583-11660-0 C2047